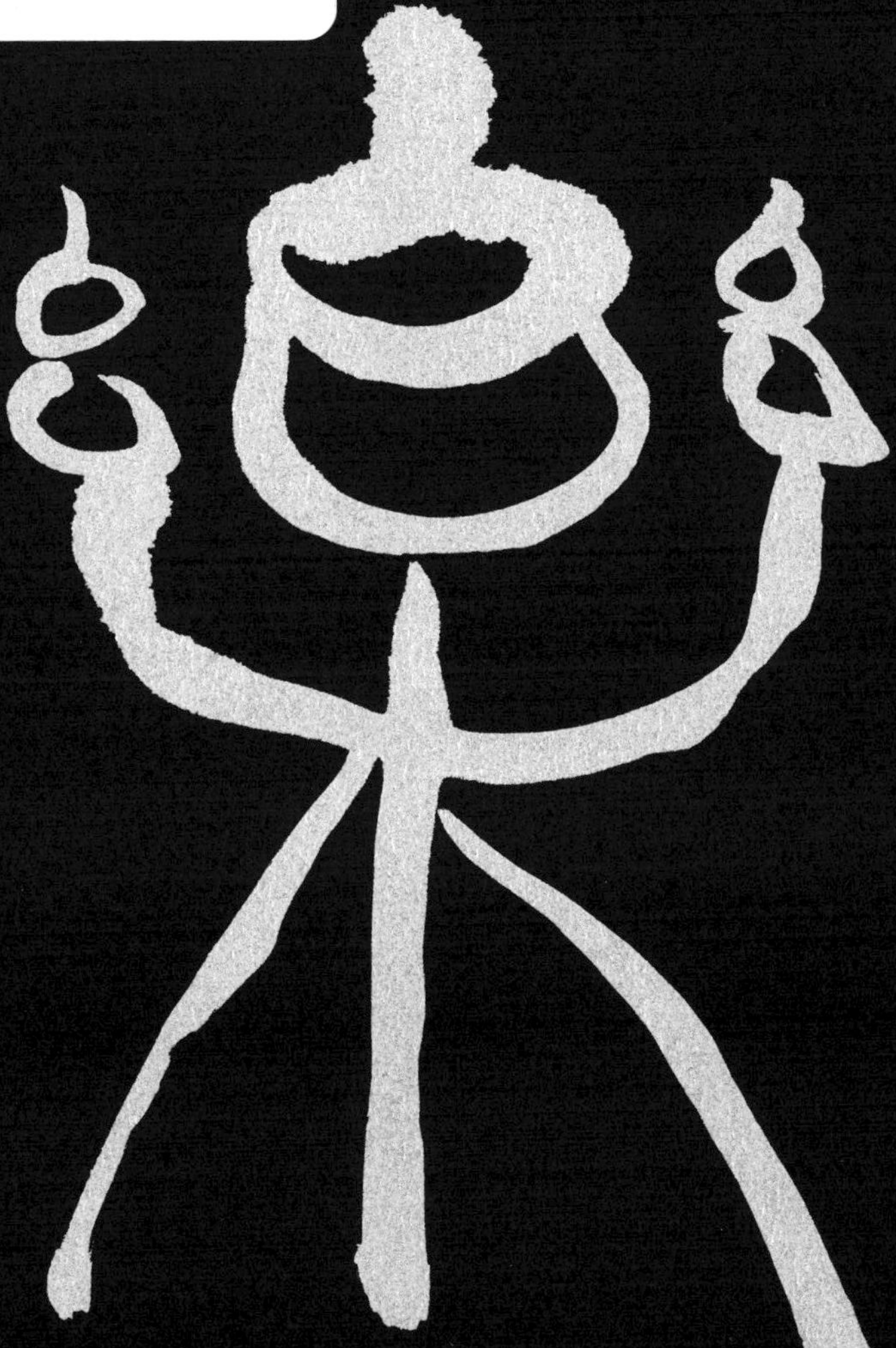

鍼狂人の独り言《はりきょうじんのひとりごと》

藤本蓮風 著

メディカルユーコン

鍼狂人の独り言

序文

本書は二〇一〇年六月二十五日「ブログ鍼狂人の独り言」の第一回から本年の三〇〇回に至る内容を整理し纏めたものである。

当初、ブログについて何も知らない筆者は、若い内弟子達を中心に聞き漁った。いろいろ優れた面もあるが、同時に多くのリスクのある事もわかった。それでも行動あるのみ。この医学の優れた中身が世間にあまり知られていないのを鑑み、外に向かって大いに喧伝したく思い着手した次第である。

論理の根拠は「マーケットの品物の質を向上させるには、消費者が賢くなること」に根ざす。受診する側にほぼ的が絞られている。とはいえ、存在の根っ子の部分に暗い専門家を大いに啓発するところもあるので、格好の読み物となろう。医学の根本問題にも大きくかかわっているからだ。

本ブログの存在理由は、まさに、この医学を世の中に大いに広めんとするところにある。したがって、ターゲットは、全くの素人、初学者である。医学の特殊性も手伝って十全に伝えているとは言えない部分もある。著者の未熟さと思い許してほしい。未熟であっても、著者の燃えんばかりの意図を汲み取っていただきたい。

素人、初心者に理解できるよう表現は簡単明瞭を心がけた。加えて、日ごろ常々思うことなどについても述べている。真の医学は単に「生物学的人間」を相手にするだけではなく、もっと幅広い人間像、或いは人間存在そのものに目が向けられたものと信じるからである。

終わりになったが、著者の取り巻きの人々、内弟子、三上創、各務祐貴、西野雅也、村井美智代の各氏にはブログの作成並びに本書成立に深くかかわって貰った。中でも村井美智代氏には校正の面で大きくお世話になった。そして何よりブログ読者の熱い応援があった。記して謝辞を述べる。

また、本書の特異性から書物の存在についての問題を超えて、発刊を快く引き受けてくださったメディカルユーコン社垣本克則氏に感謝する次第である。

雪解け間近の北の大地にて

鍼狂人　蓮風記す

鍼狂人の独り言　目次

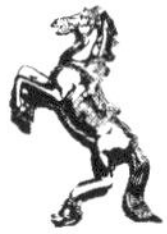

陰と陽

鍼の医学

診る

治す・養う

思い出深い症例

生きる

陰と陽

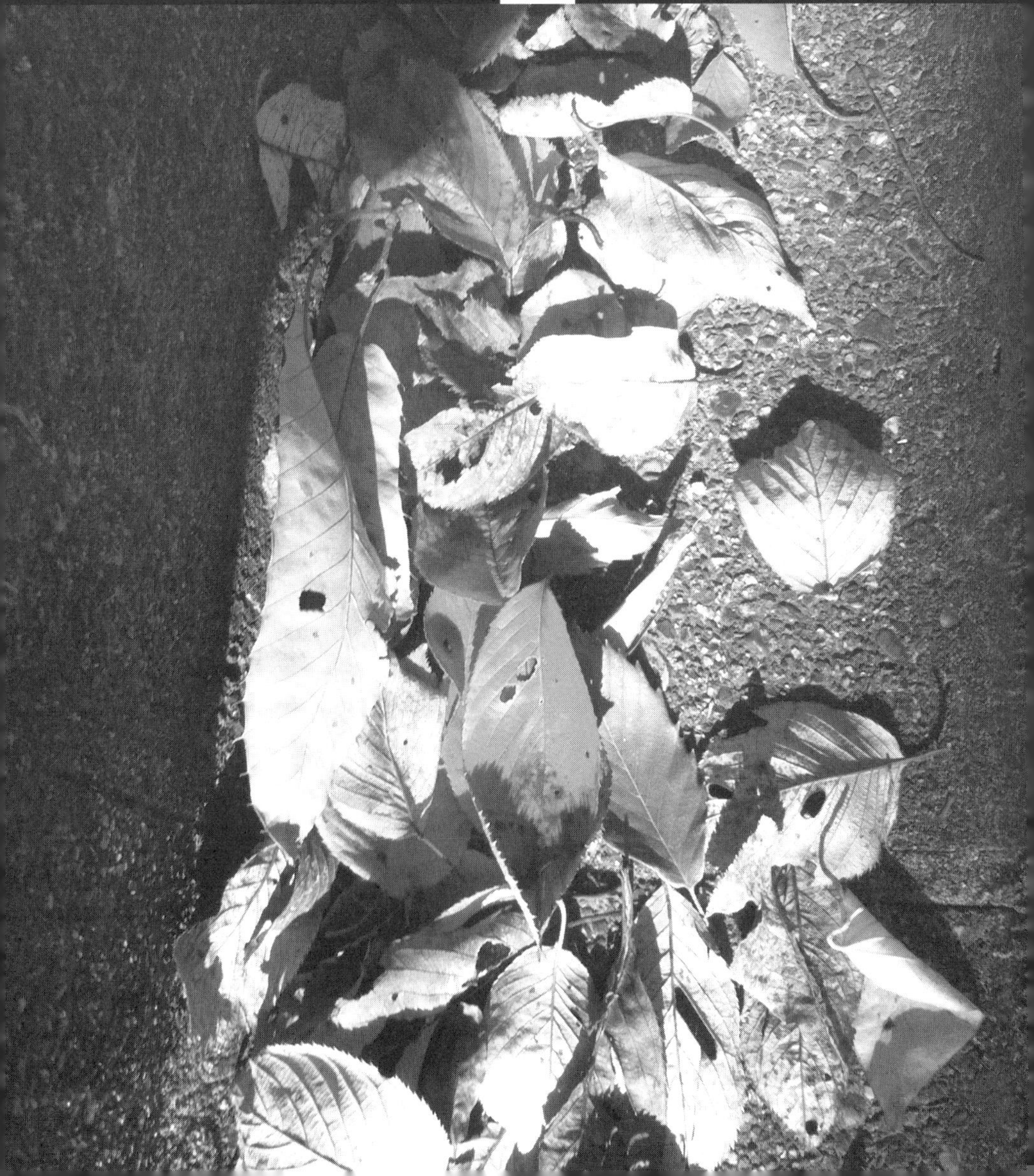

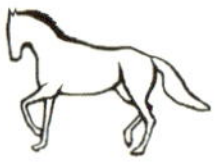

気について

気とはすべてに存在し、目には見えない。
地上を覆う空気のようなもの。
気とはあらゆる形あるものを作り出す。
歩く足（気）と足跡（形）の関係。
あらゆる形あるものは形のない気に戻る。
気を上げた、気を貰ったという気だけが気ではない。
あらゆるものは気でないものはない。
だから有形、無形全てが気なのである。

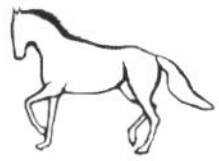

朝顔の根っこを切る

夏の朝、露にぬれている朝顔。一般の家庭では、つるが伸びすぎては困る。

我々の陰陽論を使うと、簡単に解決。

朝顔は「根っこ」（陽）の部分と「つる」（陰）の部分から成り立つ。

何故なら陰陽の磁石の法則なら陰は陽（太陽）を求め（⇒向日性）、陽は陰（地下のジメジメ）を求める（⇒背日性）。

陰（つる）・陽（根っこ）は一体であり、しかも両者に分つ。

陰陽には「互根の法則」もある。陰陽が互いに助けあって存在する。

陰（つる）の部分を切断するという方法もあるが、むしろ陽（根っこ）の部分を欠くと効率が良い。

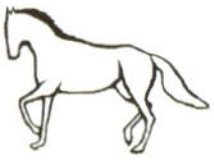

陰と陽

陰陽のこの医学

鍼灸医学・東洋医学はよく「経験医学」だといわれる。

経験を積むというのはとても大切なこと。

「実践から理論へ」というのが筆者の考え。※1

だが、一般にいわれる「経験医学」というのはただ単に、経験を寄せ集め積み重ねてきた、それだけの内容をもつ、という意味。

言い換えれば、理論・原理のない「医学」ということになる。

ところが、然《さ》に非ず。優れた理論・原理をもっている。

その大きな柱として「陰陽論」がある。『易経』と呼ばれる古代中国思想書に源を発する。

この書は占いから出発し哲学としての書物でもある。

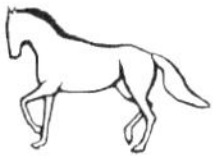

陰と陽

さてまた不可解、と言われるかも知れない。ところが事実なのである。

またまた不思議なことに、この書の成立に天文学・天体観察や地上における気象、気候、また、あらゆる生態の研究がかかわっている。

云わば古代中国式「自然科学」が根底をなす。※2

筆者の見解からすれば、「農耕人」の文化だとする。

「農耕人」の最大の関心事は何時、如何なるときに、何処に種を蒔き、肥やしや水をどのように撒くのか、何時収穫すればよいか、などである。

暦が必要だった。言い換えれば自然における法則性の獲得こそが大事であった。

※1　医学においては「実践」が土台であり、そこから「理論」が成り立つとする筆者の思想。これに従って論考を収録した書物。「実践から理論へ1〜4」（たにぐち書店）の四冊がある。

※2　例えば、夏至と冬至では太陽の位置が異なることが知られている。これは一般の自然科学の立場。ところが、古代中国では日時計でこれを観測し、夏至は四季のなかで最も陽気が強く陰気が弱い、だから日時計の影・陰は最も短い。その反対に冬至は陰気が強く陽気は最も弱い、よって日時計の影・陰は長い、と考える。

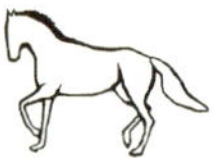

陰と陽

彼是《あれこれ》の論

古代中国思想家「荘子」の「彼是の論」というのがある。

川が前に流れていると仮定すると、此方《こちら》からすれば、川の対岸は「あっち」。

そこで、「あっち」と「此方」の概念は絶対か？と「荘子」は問いかける。

結論としては「その概念は絶対ではなく、相対的だ」とする。

なぜならば、「あっち」と「此方」の立場を入れ替えると、「あっち」は「此方」であり、「此方」は「あっち」となるからである。

この考えは広く一般の概念に応用される。

つまり、あらゆる対立する概念は「相対的」だとする。これを「万物斉同《ばんぶつさいどう》論」という。

この論に従えば、対立する「善悪」の概念も絶対ではないということになる。

相対立するものは、その根源において等（斉）しいとみるのが「荘子」の考え。よく「私は正義の味方」だという話を耳にするが、これを主張すればするほど「極めて相対的」な問題と捉えるべきである。

毒と薬は裏表という考え。まさに、量と質の問題で、陰陽論の重要な「転化の法則」。

これについては専門書だが、拙著「東洋医学の宇宙——太極陰陽論で知る人体と世界』（緑書房）にまとめた。

傾《かぶ》く

戦国の世に渡来した人々、当時の人たちの目には大変奇異な存在に映った。一言で表わせば度派手に見えたのである。

よって、覇を競う戦国大名は戦の格好、衣服に凝ったようだ。豊臣秀吉、織田信長しかりである。中でも、伊達政宗は奥州（今の福島、宮城、岩手、青森、の四県と秋田県の一部のエリア）に君臨し、その名を覇者（戦に勝ち第一人者となったもの）と自覚し、かつ、派手な服装と立ち居振る舞いがあった。諸大名はもとより一般庶民にも大変目立つものであった、という。ここから伊達《だて》男《おとこ》という名称がおこった。

さてこのような、目立つことを「傾く」といい、更にここから歌舞伎という発想が生まれたという。もともと「かたよる」なのである。

今の世に、「身体が冷える」、だから「温める」ことがすべて大事と訴える医療人が多くなった。ちなみに、現代人は「熱」に偏っている、と筆者は考える。真っ向から反対だ。

「ガン」、精神科疾患の多く、またアレルギー疾患の大方は「熱」なのである。

だから、すべての病に「温めろ」というのは、大いなる偏見。病気が良くなるどころか悪化する。傾いてはならぬ。身体を温めるために「生姜」を摂取しろ、となればあやまちも甚だしい。とんでもない話。陰陽和平はどうなるのか。

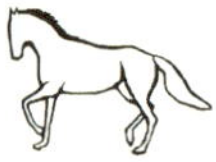

しょうがない「生姜《しょうが》」の話

身体を温めると「免疫力」が増えてガンを予防できるとか、あらゆる病気に有効だとする「学派」が現れ大いに喧伝し、素人もこれを「鵜呑《うの》み」にしているようである。

そもそも冷えとは何か。身体が冷えた、寒いという状況を意識しているのであろう。だが、本当に身体が冷えているのだろうか。

この医学では、**A**「真の冷え」と**B**「気の停滞による冷え」とがあると考える。**A**の場合は身体の芯から冷えているもの「本当の冷え」で、様々な所見にも現れるが、殊に「舌診」に顕著だ。「舌本」が健康時より「白っぽく」なり、「舌背」は潤う。ところが、**B**になると、「舌」にはそれほど反応を呈さない。ものによれば、「舌背」が赤く乾燥することすらある「冷えではなく熱を示す」。とすれば、「冷え」だから「温める」という短絡にはならない。

そこで、「生姜」をみてみよう。専門的にいえば色々あるが、要は「温める」という効能だ。よって、何でもかんでも「生姜」ですべての病が解決するわけでないことが理解できよう。場合によっては危険である。専門家でも安直にこれに乗っかっている人がいる。

「陰陽和平」（陰と陽のバランスがとれていてこそ人は健康でいられる）がこの医学の健康に対する根本理念である。迷ってはならない。

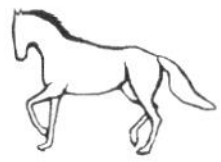

孫呉も顔負け

世の中にはいわゆる策士というのがいる。

孫呉とはかの有名な兵家・孫子と呉子を指す。

「孫呉も顔負け」とは、この孫呉の人たちでも負けるほどの策略を用いることができる人たちを揶揄した言葉。

『難経本義《なんぎょうほんぎ》』※に奇経八脈の位置づけとして「奇正は兵家でいう奇正の概念と同じ」というような文言がある。

つまり、正でもって敵の状況を察知し、策を考え、奇でもって敵の裏をかく、という。

奇経が正経と拘わりがない（『難経』）というが、この奇正関係は陰陽関係である。

奇から見れば正は正だが、奇から奇を見れば「正」。

陰陽のまったく相対関係なのである。

※中国・元代の滑伯仁著作。

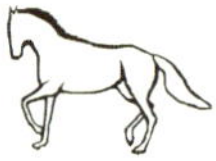

標本※

大元これを「本」という。本に基づき枝葉として展開する、これを「標」という。

物事の本質と現象であり、原因と結果でもある。問題の解決に使う物差し。

事の重要さに気づかぬもの多々。真の医療はこれをよく弁えている。

本が解決されることだが、その過程では標が目標となることもある。現実には標本が入り乱れ錯綜することが多い。

賢者は乱れた糸を解く。所詮は気・太極・陰陽論。いざ陰陽の妙を解き明かさん。

尖閣諸島での船長釈放も、標本で明確となる。

※標本は『素問』（二千五百年ほど前に著された中国最古の医学書）標本病伝論に詳らかである。

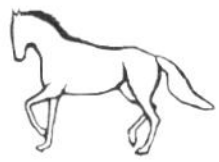

四季の移《うつ》ろい

暑い夏だが立秋をすぎて朝晩秋の気配。

暦《こよみ》の上では秋に入る。いつの間にか！　既に変化が生じている。自然の様子にはいつも驚かされる。人も自然の一部。

だから大きな自然が、小さな自然（人）と一体になって変わる。

この医学では四季の脈というのがある。春、夏、秋、冬の移ろいはそのまま人の身体に表われる。人体の脈拍がそれを示す。自然の動きに即応しているか否かを脈で知る。応じなければ病、応じれば健康。

陽極まり（夏の陽気が一定の段階を過ぎること）陰（冬）に向かう手前が秋なのである。

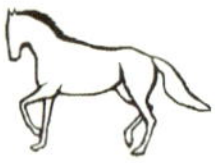

陰陽論・転化の法則❶

転化の法則には二種類ある。

一つは、季節や一日の廻り。春夏から秋冬への循環。朝昼から夕晩への廻りである。この場合、陽から陰へ、陰から陽への「異極」への全くの変わりである。

ところが、二つ目は陰は陰のまま現象が逆、つまり陽の「形」をとることがある、また陽は陽のまま現象が逆、つまり陰の「形」をとる。このような本質は変わらず現象が逆になるものがある。

たとえて言えば、「善人面」しながら悪事を働くようなものでたちが悪い。私は世のため人のために生きるという政治家が嘘ばかりついて人々を陥れるようなもの。結局本質は悪人であるが、現象として「善いことをやるよう」に見える。

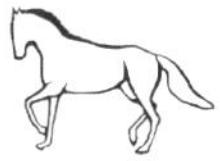

陰陽論・転化の法則❷

医学として見てみよう。

その一つに、「真寒仮熱」という概念がある。いわば、常と変の法則における「変」であり特殊な法則である。

事例を示そう。

陰の極みだが、陽に転化せず本質は「陰」のままで現象として陽の形をとる。

明の『名医類案《めいいるいあん》』※1に載っている滑伯仁《かつはくじん》※2の治験例である。原文は漢文。意訳する。

滑氏が或る婦人の病を治した実例。

ある夏、身体は冷え、発熱なし、自汗、口渇、煩躁、泥水に寝ころぼうとするほど当人は熱感を覚える。滑氏脈を取るに、浮にして数、脈を按ずるに全く力なし。

滑氏思う。一般に身体冷えという場合沈微である。ところが、浮にして数、脈を按ずるに全く力なし、これは真陽欲脱だ、と。

したがって温補して逆証救わねばならないと考えた……。

『素問』※3に「脈至而従、按之不鼓、諸陽皆然」とある。

本病は陰盛格陽である。

原因は冷たい飲食を摂取し、外気の寒冷の邪に触れたためである。そこで真武湯《しんぶとう》（温陽利水）を煎じ冷飲させると、一回で発汗止み、二回で煩躁消失。三回で全く病は癒えた。

一見陽証のように見えるが、その実、陰証であり、脈を中心とする諸症状を総合検討する中で、本質は「虚寒」であり一部陽証を示すもこれは「仮証」であることを見破ったのである。よって、「真寒仮熱《しんかんかねつ》」の証とした。

※1　『名医類案』……一五五二年（明代）、江瓘が編集した中国歴代の臨床カルテ集。

※2　滑伯仁……元代の医者。『難経本義』『十四経発揮』などの著書がある。

※3　『素問』……東洋医学の経典。二千五百年ほど前に著作された中国最古の医学書。『素問』、『霊枢』を合わせて『黄帝内経』と呼ぶ。漢代以前の歴代の医家が集めた智恵の結晶が記載され、中医学の体系と基本理論が提示されている。

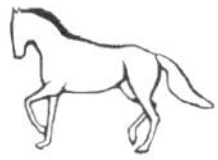

陰陽論・転化の法則❸

「陰陽論・転化の法則」❶、❷でこの法則には二つあることを述べた。

本質と現象が一致して変化するもの。つまり、本質と現象がバラバラでなく一つとなり、陰から陽へ、陽から陰への、丁度春夏の陽から秋冬の陰に変化するものがある。

これとは全く異なり、「真寒仮熱」のように陰は本質としての陰のままで、現象は反対の陽の形をとるものの二種ある事を紹介した。

ここではこの「転化の法則」自体が、論理学として極めて大事な働きをしていることについて述べる。

形式論理学ではA＝Aであって、A≠Bで自己が矛盾してはならない、またA＝Aであり同時にA＝Cであってはならない、という矛盾律がある。

ところが、先に述べたようにこの矛盾を認めるのであり、あらゆる事象が起こる運動法則であり、ロジックとしてこれが正しい、とするのが太極・陰陽論なのである。

よって、この論は形式論理学ではなく弁証法論理学ともいえる高度なロジックとなる。

この思考法が二千数百年前に実践性から編みだされたということは驚嘆に値する。

陰陽論・常と変の法則

物事には普通・一般に通じるものと、その反対に特殊に通じるものとがある。普通・一般に通じるものを「常」といい、特殊に通じるものを「変」という。

自然界は今や、通常の四季の変化から大きく逸脱している。春夏、秋冬の一般的なあり方とは異なっている。よって人々は異常気象という。

陰陽論の基本である、陰ありて陽あり、陽ありて陰ありの相互関係が絶対であることを確認すべきである。だから、「常」なくして「変」は存在しえない。

人によってアブノーマルな関係を「ホモ」という。「男」と「女」が結びつくのが一般的だから。よって「変」を考える時、対応する「常」が何かを見極めることが大事。先の異常気象という場合、「常」としての正常な気象とは何か、と何時も意識する必要がある。

舌診学での寒熱の指標は舌質において「赤と白」である。つまり「赤」は熱だし、「白」は寒なのだ。これが「常」。

ところが、「変」となると「赤」でも「寒」と診たてる場合がある。嬌《きょう》紅《こう》舌《ぜつ》という赤い舌でも「寒」と診たてる。ミズバナのように艶やかな色の舌だ。

まさしく「変」である。

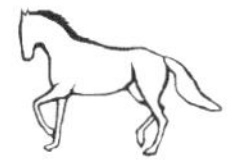

陰陽論・転化の法則の変について

転化の法則には、本質と現象が一致して転化するものと、本質は変わらず現象とずれるものとがあることをすでに述べた。

前者は自然界、体内で生じるノーマルな動きで一種の循環でもある。春夏から秋冬へ、朝昼から夕夜へと変化するもの。比較的安定した移ろい。順逆でいうと順の方。一般法則である。

後者は対して特異な動きで「常と変の法則」では変であり、特殊法則でもある。「真寒仮熱」の概念のように。このような転化はどのような意味を持つのであろうか。

先の滑氏の症例のように、診断が難しく、順逆でいえば逆であり、よほどの名医でなければ事をなさず、凡医では至難である。

本運動は自然の動きとして「変」であり、多くは予後不良となることが多い。

今、冬期であるのに「竜巻」が起こることも転化の法則の「変」のほう。「竜巻」は夏に生じる「積乱雲」のもとで起きる現象だからである。

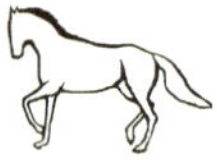

何が真実か

物事には「真・現象」と「仮・現象」とがある。

それは「本質」との連携でわかることだ。

「本質」自体を知るには「現象」を通じてしか解らないが、「転化の法則」で述べたように本質と現象は直列しているとは限らない。

本質と現象がチグハグになっていることもある。

このことについて理解がスムーズにできれば、意外と「本当のこと・真実」が見えてくる。今の政治がモタツイテいることの意味が解りますかな。

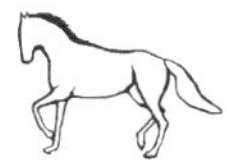

自然とともに生きる—因地制宜《いんちせいぎ》—

大自然から生まれ、抱かれ、相対的に独立しているとはいえ、なおこの大いなる世界を外れては存在し得ない、それこそはヒトなのである。

まず、そのヒトの住まいする場所。

北海道と沖縄とでは自然環境は全く異なり、ヒトビトの生活様式も随分と違う。北方の北海道のシカの身体は、本州のシカと大いに相違するという。

つまり、本州のものは脂身が殆どなく、北海道のものは脂肪分が結構あるという。

北の大地は寒冷の場。言わば、「陰の地」。よって住まいする生き物は陽の形、働きをもって対応し生きる。

ヒトもこれから外れて生きる事はできない。これに従って「陽」で対応するしかない。

沖縄のヒトは当然の事ながらこの反対となる。

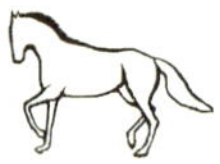

『素問』陰陽應象大論との出会い

二十歳前後に、『素問』陰陽應象大論と出会った。

これを読み終えた時、鍼でどんな病も癒すことができるんだ、と思った。

あれから、四十数年経ち、やっと本格的にこの陰陽論を実践によってあらゆる事象を纏めだした。

これの思索は、散歩中が良くまとまる。

誰かが言った。身体を動かすと考えが良くできると。その通りだと思う。

その初歩の初歩が『東洋医学の宇宙』（緑書房）として纏まった。

以前から食養としての陰陽論・桜沢如一のものがあったが、これは『素問』、『霊枢』からの陰陽論ではない。本来のものは『素問』、『霊枢』に基づくことが大事。

さあ、伝統に基づき実践に役立つ理論を作り出したい。

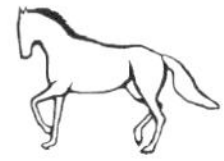

陰陽論の世界

「陰陽論・転化の法則❸」で述べたように、ロジックとしての陰陽論が二千数百年前のものとは思えない優れたものだということを確認した。あらゆる諸現象、運動を内包しているため、万病を癒したことは想像に難くない。

もっともこの優れた「工具」は簡単に誰でも使えたわけではなかろう。故に、大方の凡医は使い切れないのである。

名医たちはこれを自在に扱い、沢山の病を治しえた。だが、これを必ずしも書籍に残していない。部分的にはあるのだが、……。

これからは明の『名医類案』のカルテを丹念に調べようと思う。同時に、己の症例を陰陽論で繰り返し思索してみよう。

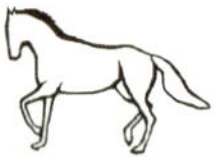

陰と陽

地雷復《ちらいふく》……一陽来復《いちようらいふく》

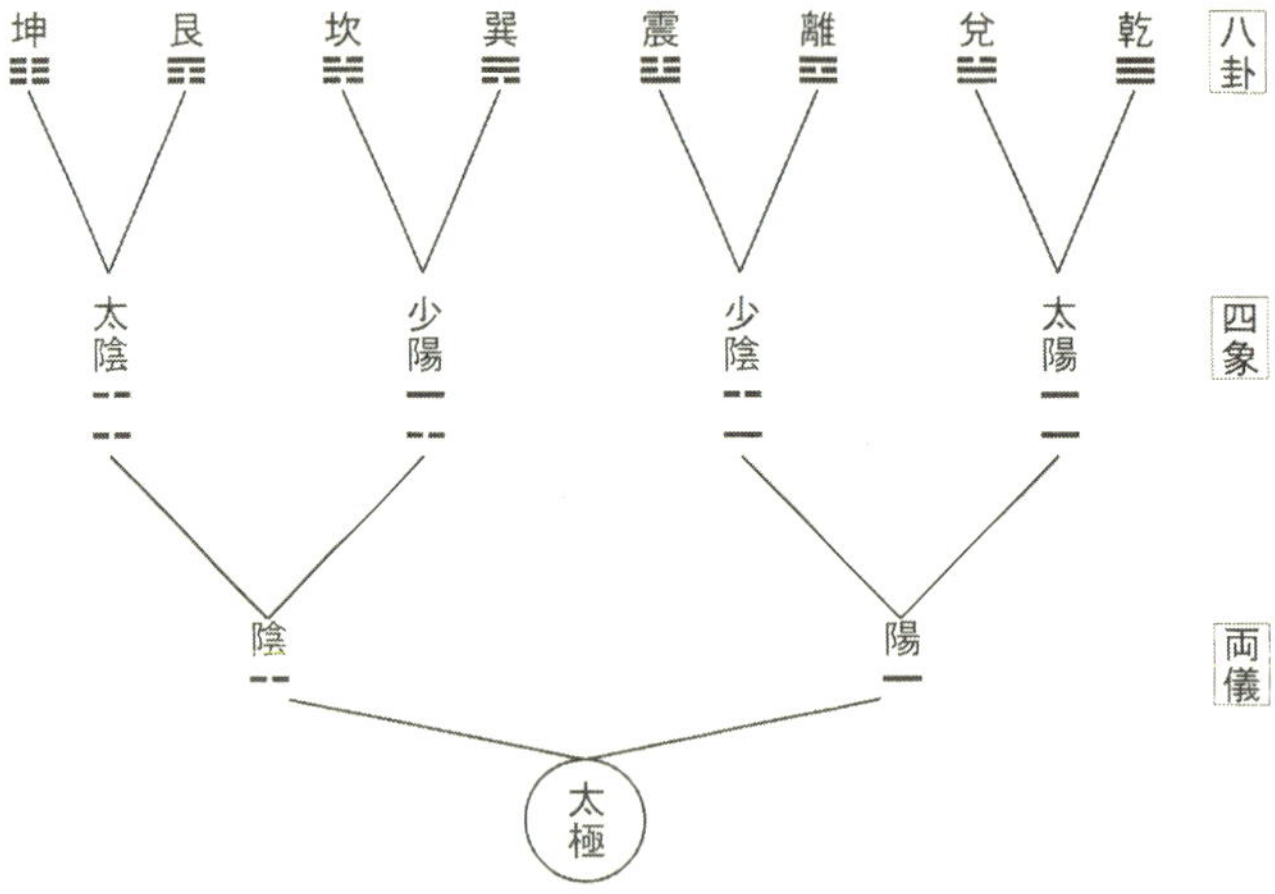

（図 1）八卦展開図

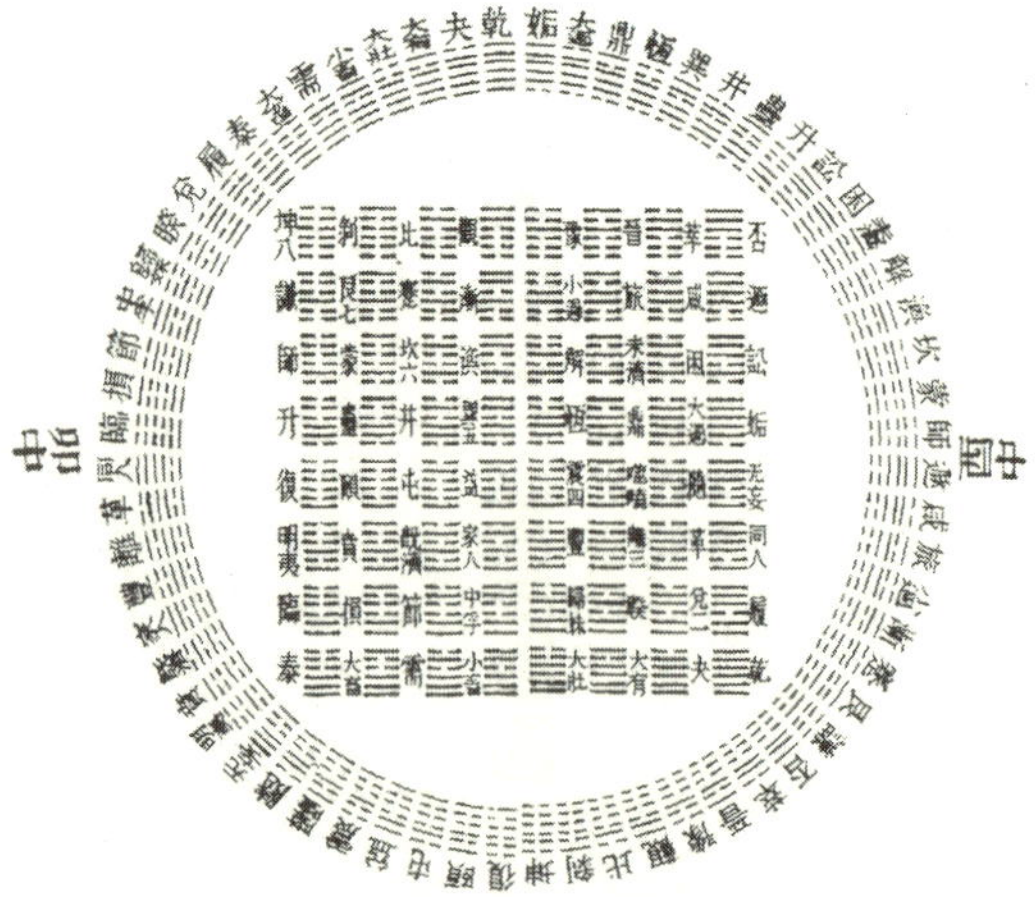

（図 2）伏羲六十四卦次序の図※

冬至が過ぎると日一日と徐々に昼が長くなる。日時計のハリの影が一年のうちで一番長くなるのが冬至だ。一年のうちで夜が昼より一番長く昼が一番短い。

反対にハリの影が一年のうちで一番短いのが夏至。一年のうちで昼が夜より一番長く夜が一番短い。

古人は日時計によって一日あるいは一年の陰陽の多寡を知ったという。

さて、冬至のことを一陽来復ということもあるが、実際には陰の極み、坤爲地《こんいち》で、初爻《こう》から六爻《こう》まですべて陰である。

ところが地雷復は、上卦はすべて陰で「地」大地を示す。下卦は二陰の下つまり初爻は陽に転じている。

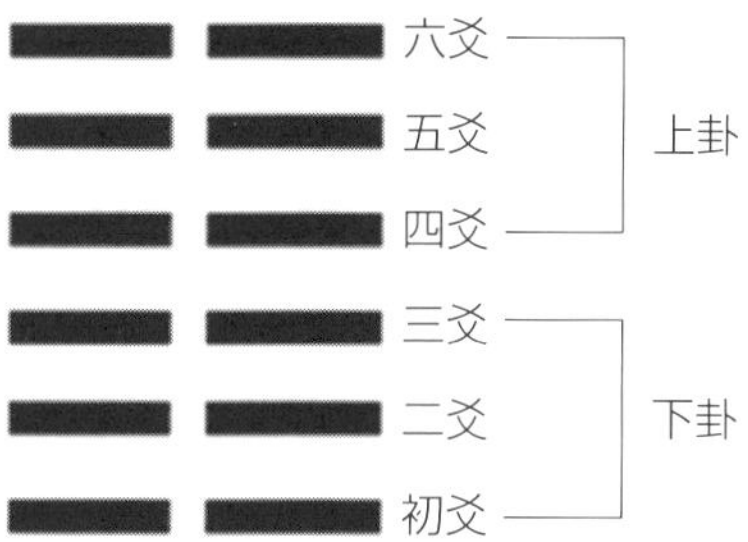

（図３）坤爲地の八卦

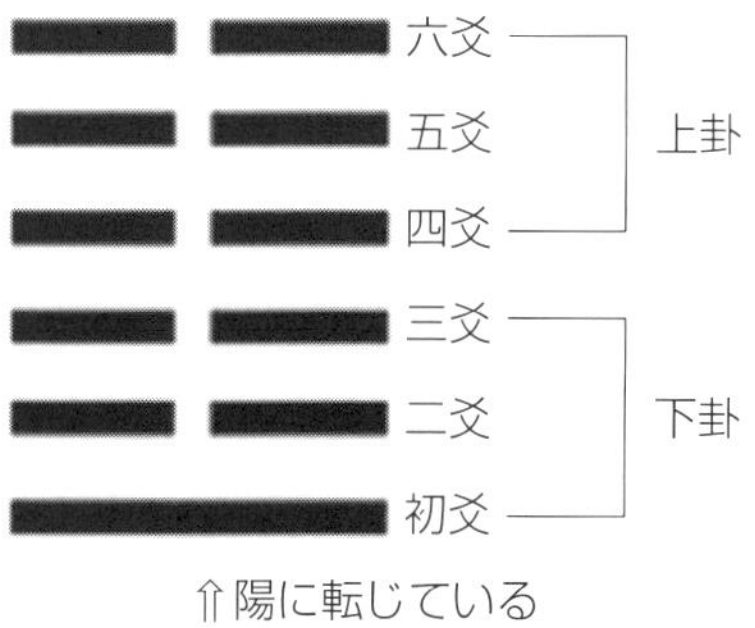

（図４）地雷復の八卦

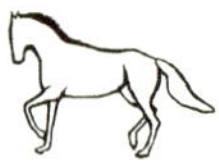

陰と陽

即ち、陰極まって陽の兆しがでて、全体として陽に変わろうとするその初発なのである。自然の循環は陰から陽へ、陽から陰への転換をする。その変化は唐突として起こるのではなく、「量から質へ」の数学的な積み重ねから生じる。

「薬の量」を増やし続けると「毒」になることはよく知られている。「鎮痛薬」や「睡眠薬」を多量に摂取すれば「毒」になり危険である。

ところで地雷復は「一陽来復」ともいわれ、冬の季節の中に春の兆しをみる「希望」の卦でもある。ウットウシイ何時まで経っても不景気な世の中、一向に医学としてうだつの上がらない鍼灸界。

でもこの坤爲地……すべて陰の世界こそは新たな「一陽来復」の前兆とも『周易』は教えている。

※神野英明著『鍼灸・漢方の名医になるための秘訣―張景岳先生の医易学入門』（たにぐち書店、二〇一〇年）より転載。

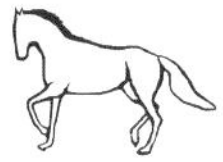

筍と逆上せ

竹は清清しい植物である。暑い夏の日、竹林に入ると縦に並ぶ竹の群れ。青竹の緑はまばゆい。まして笹と葉がゆれ一陣の風が一頻り吹けば、結ぼれる心の緒も解けるというものである。

日本人と竹との関わりは深い。「破竹の勢い」……人々のいさぎよい勢いをたとえる場合によく使われた。よい例とは言えないが、かつての真珠湾攻撃の攻勢を例える場合によく使われた。また「松竹梅」すべて「寒冷」に耐えるものの一つとして「竹」が取り上げられ、結果として「慶事」に用いられる。

「竹」はイネ科タケ亜科の多年生常緑木本の総称。タケ群とササ群に大別(『広辞苑』)。若芽の根っこの部分が肥大し、今これより伸びんとするのが、食用になる竹の子。朝掘りのものは水分を多く含み美味となる。

この竹の子も先端部分の柔らかいところばかり食すると「逆上せる」ことが多く、困らせる。ところが、逆に、太い最も根っこの部分ばかりを食べていると「逆上せる」ことはまずない。何故だろうか。

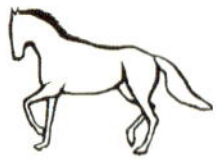

陰陽で言えば、植物の根と枝葉の問題として捉える。つまり、「向日性」と「背日性」の問題。植物の枝葉が太陽に向かい（向日性）、「陽気」を受け（陰が陽を求める作用）、根っこは陰水を求め（陽が陰を求める作用）、この二つが総合し、「光合成」をなす。

よって、陰の極みの先端部分は「陰極まって陽となる」。つまり陽の働きの上昇・発散の働きを持つ。

したがって、柔らかく美味しい先端部分のみを食すれば「逆上せる」のである。

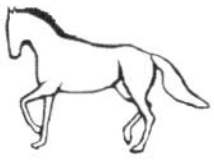

夏の養生

『素問』四気調神大論にいう。

筆者意訳。

「夏の時期、三ヵ月を蕃秀《ばんしゅう》という。陽気の最も盛んな時。よって、天地の気の交流激しく一切のもの（生）は花咲きを謳歌《おうか》する。比較的夜遅くまで寝ず、早朝に目覚める（自然界が陽気盛ん、人の暮らしも陽気盛んであるべき）。意識としてイライラせず、むしろあらゆるものを愛出《めで》るがよい。いそいそと外に出るようにする。これが夏の時期の養生法である」。

大自然が大いに陽に傾く。よって人もそれに準じた生活と摂生をすることだ、と説く。

それにしても猛暑の昨今。如何お過ごしだろうか？

筆者の養生とは……まず生活（仕事も勉強もそして生きていることのすべて）を楽しむこと。加えて少々の飲酒を……？……！

眠れないと悩まず、絶好の勉強のタイミングと解する。人というのは天邪鬼《あまのじゃく》。しっかりがんばろうとすると、ほどよく睡魔が忍び寄り眠くなるもの。昔は、恐ろしく難解な哲学書を読み、素晴らしい効果を得たことを覚えている。これ、自然の法則。

また、午睡《ごすい》するがよい。一時間程度。よく寝る人はタイマーをかけて寝すぎないよう。時間をオーバーすると夜が怖い。

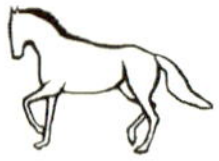

陰と陽

暑さに対処するのはよいが、過ぎたるはなお及ばざるがごとし。水分摂取の過多、クーラーの使いすぎにも気をつけよう。

暑気を掃《はら》うため、瓜類を食べるも良い。キュウリ、メロン、スイカ等。

また、このように暑いと結果的に、身体は陽に、あるいは陰に傾き易い。毎日「舌」を鏡に映し歪《ひずみ》を研究しよう。

ところで、鍼のできる人は自分をよく診立て、治療する。うまく奏功せねば己の勉強不足と理解せよ。

暑い暑いと騒がず、恐れず。陽極まれば陰となる（転化の法則）。

「秋来ぬと、目にはさやかに見えねども、風の音にぞ驚かれぬる」と、やがてなる次第。

秋

長い夏。

最高に暑い夏。

何時まで経っても暑かった。

だが、遅咲きではあるが彼岸花、萩の花などが咲き、栗が実る、赤とんぼを見ると、そして一陣の秋風に触れると秋を覚える。

秋、特に秋の夕べは物悲しい。古人も折節に述べ、歌にしている。

人の心馳せも四季に支配されている。

春の草木、開花のウキウキ感に対して、秋は夕暮れの生の悲哀を感じさせる。

生長化収蔵。日本のハッキリした春夏秋冬は、人の身体、心に大きく影響し感性を磨く。

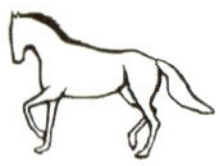

陰と陽

四季と不順な気候条件

日本の四季折々は他の国に比して鮮明であり、長い歴史をもつわが国ではこのような自然環境の中で人々の鋭い感性やセンスが育まれたことに注目したい。

「日本は中国よりも湿気が多いが、日本独自の感性にこれも影響しているようだ」という意見もある。本当にそう思う。因みに、日本は「湿気の文化」といった人がいる。

森と海の環境から生まれでた優れた感受性こそは日本鍼灸を育んだ土壌。「触れる医学」の創出。あらゆる文化、芸術、哲学、宗教さえも、この豊かさが人々の心に響き定着し発想の原点になったように思う。侘び、寂び、日本的無常観、日本的禅、等々はこのような自然環境と歴史によって生まれたもの。「うき我をさびしがらせよ閑古鳥」（松尾芭蕉）などは正しく日本人のデリカシーといえるのではないだろうか。

同じ東アジアにある鍼医学で、もしこの国独自の思想的なものがあるとすれば、こういうところにあるように思う。しかし、「自然気候風土が、その地域に住む人を特徴づける。だとしたら、現在の不順な気候条件ではどうなるのか」という素朴な疑問も出てくる。

直接の答えとしては、当然人々の身体と心は不自然となり、感性さえも狂うだろう。だから、この医学の気と陰陽の世界観で、人々はおろか自然の狂いさえも修復させる考えを編み出す工夫がいるのである。

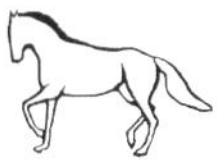
陰と陽

晩秋の養生

枯葉が舞い散る中、コートの襟を欹《そばだ》て行く。冬の到来を予期する。

この時期「北西の風」が正風である。しかし、正気が虚したり、正風といえどもこれがきつくなると発症しやすくなる。「北西の風」の風は「乾きと冷え」を運び込む。肺気と腎陽をやぶりやすい。肺気がやぶられると、皮膚、粘膜に支障をきたす。肺気は乾きに弱い。よくウガイをすることである。加えて鼻腔も洗浄するがよい。温邪（インフルエンザなどの病原）は「口鼻」から侵入する。

よく咽喉痛を生じるが、開口し扁桃部を覗くと赤くなっている。この場合、鮮明な赤であれば、温邪系統であり、不鮮明でくすんだ赤であれば傷寒系（一般の風邪）と診立てる。

次に腎陽をやぶるのは冷えだ。「冷え」は陰邪であるから下半身の陽気を奪う。腰痛や下半身の痛みが生じやすくなる。また傷寒をも患いやすくなる。

下半身を温めることが肝要。

ただし、カイロを使用するのではなく、下着を幾枚も重ね着するがよい。カイロなどで保温すれば局部的な効果に留まり、下半身全体を守ることができない。

この時期の食事は鍋物で温めるがよい。葱などを入れると、風邪の予防、咽喉の粘膜を守り全身を温め大いに有効だ。

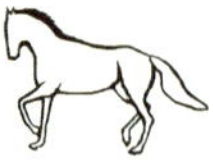

学ぶべきこと

自然の移ろいをよく観察することである。

現在、冬。散歩すると妙なことに気づく。自然が多く残っている奈良では面白い現象がある。この冬に、一部だが、「桜」や「ツツジ」が咲いている。自然の移り変わりと大いに異なる現象。言わば、「狂い咲き」といえる現象である。

すでに述べた転化の法則の「変」であり、気を付ける必要がある。

また最近しきりに雷鳴がある。『易』でいう「風雷益」の卦であり、不吉の兆候。

大自然は過つ人々に警告を与えているようである。人それぞれが己を反省することを示唆しているのかも。

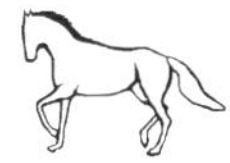

前を向く

大自然をよくよく観ると大調和だ。

われわれの身体もそうだ。何かあれば治ろう治ろうとしている（平衡の法則）。

ところが、この法則が働くには当人の「心掛け」が大事。くよくよ悩んだり、怒るばかりだと「平衡の法則」が動きづらくなる。

悩み、怒りは生きておれば誰にもある。

この医学は七情「怒り、悲しみ、憂い、驚く、恐れる、思う、喜ぶ」の調和が健康にとって大切な生き方と教える。よって、憂い、悲しみ、怒りに片寄れば病気する。

喜びすぎも不可とするが、現在の日常では喜びすぎることはない。

モノに感謝して、大いに笑い喜ぼうではないか。悩み怒りも吹っ飛ぶよ。

きっと、身体は良い方に向かうよ。

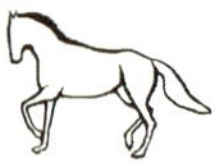

怒《いか》り

この医学においては精神におけるアンバランスは病を引き起こす重要な側面だとする。
アンバランスの直接の感情は、喜、怒、憂、思、悲、恐、驚の七情の過不足である。
喜は喜ぶ。怒は怒る。憂はうれう、心配してふさぎこむ、物思いに沈む。思は思う。悲は悲しむ。恐は恐れ。驚は驚く。

今の世に喜はほぼ無いといえるが、古には喜びすぎ笑いすぎると気が緩み病となり、酷ければ亡くなるということがあったらしい。

とりあえず、この七つの感情の調和が満遍なく取れることが平人「健康人」の必須条件の一つだった。

この中でも、怒は異常に健康を損なう感情だとされ、現在にも通じる。

藤堂明保氏の『新版漢字源』によれば、怒の漢字は会意兼形成文字とする。奴は力を込めて働く女の奴隷のこと。怒は「心+奴」で、強く心を緊張させること、としている。

身体を震わせ憤怒の形相を思い起こせば緊張の極みといえよう。

陽気の過多となり血圧上昇、心拍頻となる。

日々このような生活をすれば病になることは必定。生活の工夫と考えの転換で、笑いと感謝の思いに至れば、これを緩めることができる。

管見

管をもって天を覗くという。

空は空だが管を通じて見る空はその一部。

部分を見て全体を見ない理解。狭い見識をさし、ひいては自分の知識・見解・意見をへりくだっていう語となる。

本書に使用した自然の景色の写真は、携帯の小さいカメラで撮ったもの。しかも、多くはその全体像ではなく「或る視角」から、また「或る部分」を強調して写したもの。

大まかに見れば何の変哲のないものでも、「或る視角」から、また「或る部分」を強調すると結構おもしろい画像となる。

話は変わる。民謡愛好家には目をつむってほしい。

テレビで民謡の放送がなされている時、画面はそのままにし、音声を消して見ると、歌手の表情が実におかしい。試されては……。

場合によっては全体より、その一部に興味深いことがある。

人を観る時も意外とこの視点に意味がある。

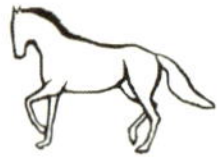

自然に活かされ、自然を生かす

美しい花々を生け花にする。花器に自然の欠片《かけら》を添える。
人が自然を手に入れ観賞とする。人と自然の美しい交わり。
人の和みと癒しが生じる。華道の起こりである。
大自然をジイーッと見つめる。
さり気ない自然の一部を写真に摘み取る。これもフォトを通じての生け花。
落ち葉の集まり。塵の山でも。よく観ると小さなものにも調和の世界。
摩訶不思議なこと。
何かありがたい気がする。

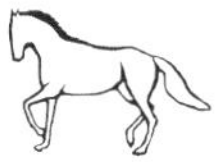

太極・陰陽論問題集

あなたは以下の問題いくつ解けますか？

❶ 一日に朝と夜があるのは何故か？

❷ 双葉の時期を過ぎた朝顔の茎の成長を止めるにどうすればよいか？
但し、伸びた蔓を切ることなく。

❸ 夏薄着をし、冬厚着をするのは何故か？

❹ 足が冷え頭が熱しやすいのは何故か？

❺ 女性は血が不足しやすく、そのために気も不足し、気血両虚になるという。
これは正しいか正しくないか？

❻ 広葉樹の根をできるだけ根っこそのまま掘り起こすにはどうすればよいか？

❼ 太陽表寒証の患者に、ある名人は冷たい水を身体に浴びせるという、何故か？

❽ 大きな病をしていない老人の陰虚、陽虚に何故一方の、陰虚だけ陽虚だけを補うことをしないのか？

❾ 極まれば異極に移行するという、具体例をあげて説明せよ。

❿ ある人物を評価する場合、一般的に同性と異性とで異なるという。

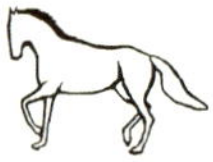

これが男性の場合なら公平に評価するのはいずれであろうか？

それは何故か？

いくつ解けましたか？　八問以上解ければプロ、素人で五問以上解ければ優秀である。

鍼の医学

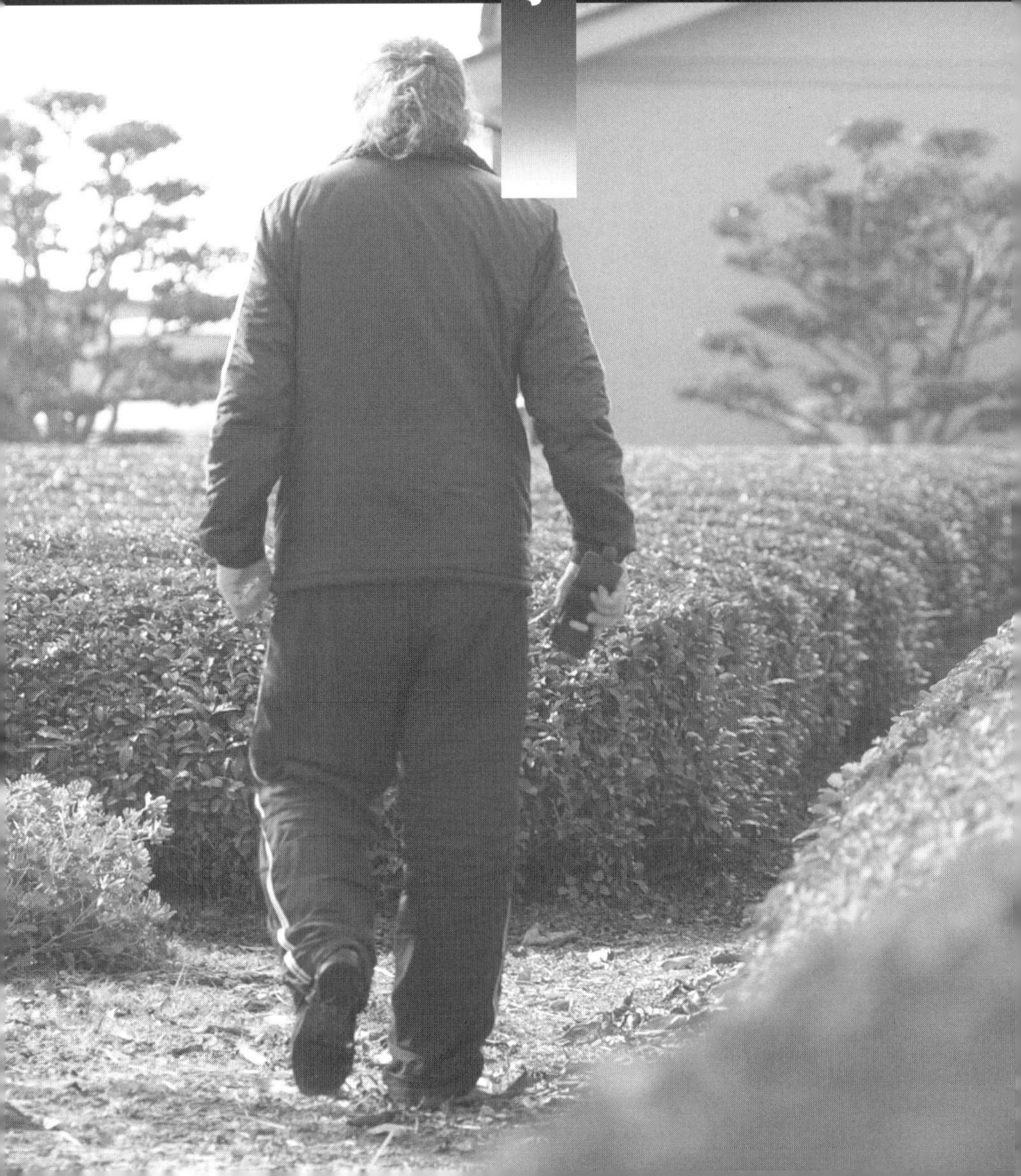

これから鍼灸を真面目に学習する諸君に

難病が何故鍼灸で治るのか。

本書でもいくつかの難病治療の成功例を紹介しているが、何故西洋医学のような高度に発達している医学で治せないものが鍼灸医学で癒えるのか。

これには多くの理由がある。ここでは最も根幹を成す部分を語ろう。それは西洋医学にはない悠久の歴史によって形作られた「世界観・哲学」があるからだ。

そもそも「難病」と意識しているのは西洋医学なのである。西洋医学の世界から見れば……である。これが違えば「難病」が難病でなくなる可能性は理論的に理解できるだろう。

「気一元」、「太極陰陽論」、「運気論」、「臓腑経絡学」などのこの医学を特徴づける優れた思想がある。これは西洋医学には全くない。一見単純そうに見える鍼と灸にはこうした背景がある。このことは近代西洋医学に同調すればするほどその可能性が薄らぐ事くらいは納得できるだろう。この発想こそがこの医学の存在理由を明確にするものである。

西洋医学と同じ土俵で戦っては負け戦であることは必定。

何故今君はこの医学を学ぶのか、とくと考えてほしい。

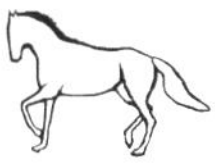

鍼を学ぶこと

多くの病に接してくると、学びは沢山ありすぎる。
何よりも人の身体、心、魂について学ぶ。
生命とは何かについて……。
鍼一本だがこれぞ凄いことだと常々思う。
鍼を持っていると、生命は何時もできる限りの修復をする気配があることが解る。
鍼を持っていると、どういう方向に命は向かおうとしているかが解る。
鍼を持っていると、どういう仕掛けで治ろうとしているかが解る。
術者の気持ちが直ちに鍼に伝わる。
気の世界は一般に言われている物理法則だけではない。
押し並べて、太極・陰陽論が支配する。
真摯な気持ちで鍼を持てば時間をかけて次第に解る。

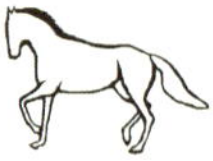

鍼の謎

鍼をすると何故病を治す効果があるのだろう。

最終的には気の歪、陰陽の調整ができるからだ。その直接の医療効果といえば、気の不通を通じることにある。

『霊枢経』（またの名を『鍼経』）九鍼十二原にいう「黄帝問於岐伯曰・……欲以微鍼・通其經脉・調其血氣・營其逆順出入之會」とある。

わが国の偉大な鍼家の一人・石坂宗哲（江戸末期、オランダの医師フォン・シーボルトに鍼術を伝授した人）はこの文言を使って、「微鍼・通其經脈」（微鍼で経脈を通じる）とし、ここに鍼の存念があるとしている。

わが日本には過去にも現代にも様々な「流儀・流派」があるが、つまるところ、鍼治療の直接の効能は「気の不通を通じること」にあるといえよう。

真実

時々、診療で上手く行かないことがある。学問と経験が浅いと当然生じることである。未熟な段階（長年本業についていても存在する）ではよくあることで、己のレベルをとくと理解し解決すればよい。案外これに気づかない人は多い。増長は恐ろしい。医学にとって最も由々しき大事。人の命にかかわっている。

鵜の真似をするカラスというのがある。カラスの色は黒く酷似しているが、鵜のように水に入って魚を取ることはできない。安直にも名人気取りになるカラスは意外と多い。ところが、数多く学問を積み臨床を重ねても、それでも、これは難しいということに遭遇する。ふと未だ道に至らぬ事を覚える。

しかし、あきらめず一つ一つそれぞれの局面を反省するとやはり問題点が見えてくる。やはり弁証論治はありがたい。因果関係によってほぼ解決する。創意工夫である。簡単に断念しないことだ。己に素直に生きることが大切に思える。

そのためにはこの医学に対してゆるぎない信念は不可欠。先人の言い残し（この医学の大元・『内経』）、今に生きる生き証人の実績・事実が大事である。

この業界に「言行不一致」の者は多い。

鍼狂人は真実の生き証人として全うする所存である。

説と術

「……博く学んで以て虚妄を捨て、説と術とを合わせて明験あるものを良しとするのみ……」と述べたのは我園、古流派鍼灸術のすぐれた学派の一つ、『菅沼流鍼灸則』（菅沼周圭著・一七七六年）の序の言である。

あらゆる学問、技術を修得した後、その中のうそいつわりを廃し、説と術（この場合、理論―学説と実践―技術とするとわかりやすい）とを照し合わせ、明らかに妥当性と効能を確認できるものこそ正しい医学とする、ということであろう。

明快な実証主義であり、真理を追究するものの基本的立場といえる。

但し、「卑俗な実証主義」――高度な学問と技術を単兵急にも自ら修得できたと錯覚し、験証せんとするあさはかなる発想――とは無縁であることはいうまでもない。学理が術と乖離して独断専行すれば、いかに優れた内容でも意味は薄い。

また、いかに博く学問を修めても、その中に一貫性を見出せなかったり、或いは「皮相なる術」にふりまわされて迷い、収穫し得た尊い理論を、結果的に否定する一種の不可知論になるようでは、真の学問でない事は明らかである。

他方、いかに体験を多く積み、技術に勝れていても「術」にひそむ理論が解せなかったり、術から学へ、「体験から経験」への昇華ができなければ、「真の術」でないことは当然である。

更に、いわゆる「技術家」としてよくある没論理性の故に、「理論家」に洗脳されたりするのも困りものである。

このような誤謬は、鍼灸医学近代史にも、いくつか見出すことができる。

いずれにせよ、「説と術」との連続性の問題と、各々の守備範囲と限界を明確にしないことから生ずる、大いなる過ちである。

今や業界・学界において、北辰会方式の鍼灸医学は熱きまなざしの対象になっていると聞く。当会の「説と術」の妙合と明験の存否に注目しているのであろう。

かりそめにも虚妄があってはならない。

ツボ ❶

初心者の頃はツボの位置を正確に覚えるよう努力した。

先代・和風に手ほどきを受けるとともに、『十四経発揮《じゅうしけいはっき》』（中国・元代）を紐解きながら位置を探った。殊に四肢末端の五兪穴・井《せい》、滎《けい》、兪《ゆ》、経《けい》、合《ごう》と背部兪穴を中心に。五兪穴には殊のほか興味をもった。

『素問』の治療穴をみると、この五兪穴の使用頻度が高い。『霊枢』のごときはこれについて専門的に解説している。

そして『難経』（中国・後漢代）にも五兪穴が重用されている。

『霊枢』九鍼十二原……「經脈十二．絡脈十五．凡二十七氣．以上下．所出爲井．所溜爲滎．所注爲腧．所行爲經．所入爲合」、「……二十七氣所行．皆在五輸也」ともある。

五兪穴の勉強には心血を注いだ。

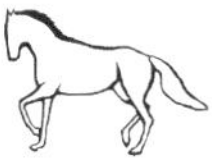

ツボ❷

初心者の頃、先代の知己・保宝弥一郎氏の手ほどきを受けていた時、「ツボは体表全体に分布して人の身体を守ってくれている」と教えてもらった。

その折は摩訶不思議な気持ちで拝聴していた。

後年このことは大いなる意味を持ち、やがて『鍼灸治療上下左右前後の法則』（メディカルユーコン）なる著書に繋がった。当時は身体の至るところに鍼を試みたものだ。

ツボとは何か。何故身体に存在するのか。先代がさりげなく切り出す言葉に耳を傾けた。

ツボは一応定められた箇所にあるが、その人の労働条件により筋肉の発達の度合いが異なり、場合によっては通常言われているツボでない箇所に「ツボが現れることがある」と。

そして、その部位は気の停滞するところで、鍼灸が奏功するところでもあると。

ある大工さんで腸重積を病んでおられ治療した話。

その人は右手に鉋《かんな》をもち、よく鉋がけの仕事をしたという。突如激しい腹痛を起こし、西洋医学では「腸重積」でオペが必要と診断された。先代は手足を調べ、右手の太陽小腸経、右足の少陽胆経に広範囲のツボの反応を診たという。

直ちにこれに鍼を施し腹痛は取れ、以後その人は元気に暮らしたという。

ツボ❸

ツボには壷の意味がある。胴がふくらみ、口が狭くなった形の容器。

ガラス器は古代中国には少なかっただろう。

口が狭いところから中身を知ろうとすれば、よほど覗き込まねばならない。

そう、よーく覗くことが大事。よくよく観察すべきだ。体表観察の基本。

形……大きいもの小さいもの。分厚いもの薄いもの。出っ張ったもの凹んだもの。

寒熱……熱、寒。手をかざして温もるものと冷えるもの。

皮膚に触れて……緊張と弛緩。つやのあるなし。

乾湿……発汗しないものと発汗しているもの。

鍼を刺して、あるいは接触によって……何か集まるものと空ろなもの、等々。

詳細は『体表観察学』（刊行予定）を参照されたい。

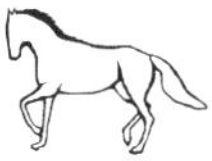

形態模写

二十一歳で開業した。

当時、多くの膝の病の人たちを診た。いびつな格好で歩む。膝のみ悪いのか、または股関節も傷めているのか、戸惑うことが多かった。

いずれにしても何処にどの程度負荷が掛かっているのか、これが分かると随分と治療しやすくなる。

そこで彼の人に問うたが、いま一つ理解できず、悩んだ。

ついに、同じような跛行を模写し試みた。形態模写の始まりだ。

この理解がかなり役に立った。

やがて整形外科疾患においてはできるだけ彼の動きを模写し研究した。高じて、あらゆる物真似が可能となった。コロッケが形態模写から声帯模写を兼ねるようになったように。

「内的理解」とベルグソンはよくいう。できるだけ同じ環境に身を置くことが、患者さんの気持ちを察し、かつ癒すことにつながることが分かった。

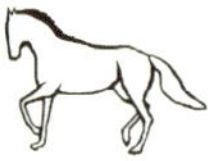

一本鍼の由❶

今や、九十九％は一本鍼の治療である。

よい臨床家になろうとした。確実に成果が上がることをひたすら願い邁進していった。

鍼灸学校在学中のことである。

先代の勧めもあり、『難経本義《なんぎょうほんぎ》』（中国元代）や『頻湖脈学《ひんこみゃくがく》』（中国明代、有名な『本草綱目』の付録の部分）を筆写しよく記憶に留めようとした（いうまでもなく漢文）。『難経』などは、記載に従って鍼を打ち脈を診て効果を確かめた。

また、近所に重篤な患者がいることを耳に挟むと直ちに行って脈診を試みたものだ。書物の記載と実際とが一致せねば納得ができなかった（学術ともに未熟であったが）。

当然のことながら、学校での授業は信じていなかった。ほぼ国家試験受験に向けての内容だったから。今でもそうだが、国家試験の中身は「東洋医学の本質」とは異なっていた。西洋医学が中心であった。

一本鍼の由❷

学校を卒業すると同時に独立開業した。一九六四年のことである。

現在の診療所・藤本漢祥院の玄関ほどの空間が診療の場であった。

一ヵ月もすると日に十四〜五人の患者さんが来てくれた。

時間があれば、『霊枢』九鍼十二原から始まる文言を、大き目の画用紙に毛筆で筆写した。

『霊枢』は『鍼経』と言われるぐらいこの医学の原典中の原典であったからだ。

この時すでに難経流の脈診治療に疑問をもっていた。先に記したように「記載」の通りに実行した上で。

澤田健氏の診療記録・『澤田流聞き書き』がかなりの参考になった。

この中から、『霊枢』経脈篇の内容を詳細にしたとされる『十四経発揮』に注目し、これをとくと調べた。

また、澤田氏の診察診断が背部兪穴にまなこを向けたものであることを知ることとなった。そこで、背部兪穴と手足の原穴との相関性に興味をもち、原穴に一本鍼を打ち、背部兪穴の反応を探った。

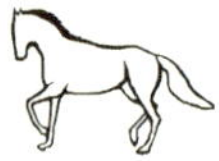

一本鍼の由❸

背候診を中心にした診断をもとに四肢の原穴に一本鍼を試みた。いや、左右両方に施術したから二本鍼だ。

さて、当時著された漢方、鍼灸の書物を多数乱読したものだった。大変立派な装丁と紙質だったことを思い出す。中国・文化大革命で世の中は騒いでいた頃である。

大阪・上六、大阪外国語大学のそばに東方書店なる小さい本屋さんがあった。独特のニオイのする書物を開いた。中医学書との初対面（本文は当然中国語）。紙はザラ紙、装丁は酷いものだった。

分からないなりに読む。「中医学は祖国医学の伝統文化……」から始まる文。興奮した。日本漢方、鍼灸にないものを覚えた。日本鍼灸古典学派は「臓腑、経絡」概念（弁証）に集中していたように思う。ところが、弁証も八綱陰陽を大綱とし、臓腑、経絡の弁証はその下に位置していた。八綱陰陽は後に手がける「舌診学」展開に繋がった。

往時鍼灸の世界には「舌診学」などはほぼ皆無であり、筆者は先駆けて「鍼灸舌診学」なる学問を創造し、『鍼灸舌診アトラス』（緑書房）の書物を著すに至った。

今でこそ、鍼灸専門学校、鍼灸大学において教材に取り上げられ、国家試験に登場するほど評価されだしてきたが……。

一本鍼の由❹

開業して間もなくだったが結構流行った。

だから、多くの患者を診ることができ経験を豊かにすることができた。

つい先日、〇〇と名乗る五十歳前後の男性が尋ねてきた。今より四十数年前に大阪堺にて「喘息」を治してもらった者だという。

知り合いの国立医学系大学院助教授が「三叉神経痛」で困っているので助けてあげてくれ、とのこと。あの頃可愛かった子供さんが成長し、「喘息」を治してもらったという記憶で来院したのだ。

開業して日が浅かったが、既にこのような病を治していたのだと、感慨深い。

背候診を中心に診立てていたが、この頃『夢分流・鍼道秘訣集』を紐解き勉強していた。よって、背候診と腹診をもって治療していた。脈診はいまだ六部定位診が中心だった。

これによって、当時手足の重要穴を本穴とし、これに背部の兪穴を加えたり、或いは背部の兪穴に数穴の治療を施していた。いずれにせよ、刺鍼する数は四～五穴以内であった。

この頃は睡眠時間、四時間ほどで、近所は向かいの極楽湯の銭湯しか知らなかった。仕事時間は長く、朝九時より昼食、夕食を入れて夜の九時位までだったことを記憶する。

一本鍼の由❺

二十七、八歳の頃の患者さんがつい最近、またまた訪れてきた。凡そ四十年前の方。数日前、脳梗塞で倒れたが、軽くすんだとのこと。どうか再発を防いでくれと懇願してきた。当時の鍼治療を回顧して、「一本鍼」がよく効いたという。

この頃、大阪市立大学医学部解剖学教室に毎週水曜日通っていた。付いてくれたのは解剖学専門の学者だったが、この医学に大変興味を抱いていた人で、鍼灸師を「医者」と認める人だった。西洋医学の一部を垣間見るとともに「ロジック」の必要性を大いに学んだ。「ロジック」を鋭利にするため論文を書くことを勧められ大いに励んだ。後年、学問と一本鍼開発のためにこれが優れて有効に働いた。当時のこの業界の書物、論文をみるに「ロジック」に関して確かに希薄だとの印象が未だに残っている。

さらに一本鍼を極めるにあたって重要な出来事がある。

それは息子達がよく病気をし、殊に高熱を発することが多かった。(己の医療として家族を守れなければ、……どうして他人さまに対して医療行為ができるのかという)医者魂があった。まさに真剣勝負だった。真剣勝負は鍼一本の重みを深く教えてくれた。

そこから、日本古来の「打鍼術」と「舌診学」へと目が開いていった。

捻りを以って一大事とする❶

「捻りを以って一大事とする」。杉山流三部書の言葉である。

初心者の頃はよく捻鍼の練習をした。伝統的な鍼技法の基本はここにあった。

硬もの通し。

最初は桐板の一㎜の厚さから始め、五㎜に至る。やがて杉、松、樫の板を薄いものから厚いものへと順次刺し通す。銀鍼の一番からスタート、五番の太さに及ぶ。そして最後は鉄鍼をもってする。これも鍼の番数を変えながら。

コツといえば、鍼への押圧がきつければ鍼は折れ曲がる。かといって押圧が弱ければ刺入できない。適度の押圧とともに比較的スピードのある左右の半回転、半回転を繰り返す。一心不乱に続けると、知らぬ間に板を貫通している。抜いて鍼に触れるとかなりの熱を帯びている。これは指の力をつけるにはよい方法である。

ちなみに、筆者は鹿の角で作られた靴ベラ、三㎜のものを鉄鍼五番で刺し通した。学生時代のことである。昔の鍼医者は軟骨をも刺し通すことがあったという。

今われわれとして「撓《とう》入《にゅう》鍼《しん》法《ぽう》」（☞74頁）が定番の刺鍼法となっている。しかし、これとても基本技術に基づく。

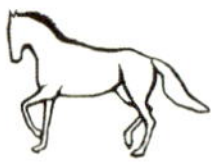

鍼の医学

次に浮きもの通し。

洗面器に水を張り、これに「きゅうり」や「茄子」を浮かす。押手なしで、細い銀の鍼で刺し通す。この場合、刺す対象物が水の上に浮いているためコロコロと回転する。

これは皮下の索状物に鍼で刺し通す時に必要な技法。相手は「動く」のである。

毫鍼で湿痰などの邪気を瀉す折に使われる。

捻りを以って一大事とする❷

捻りを以って一大事とする。

胃の気・生死を知る、と杉山三部書は説く。

生体は的確に反応してゆく。ツボに翳《かざ》すだけでもそうだ。況や、接触したり刺入すれば当然である。『霊枢』終始にいう。「邪気の来たるや緊にして疾、穀気の来たるや徐にして和」と。身体に影響する（正しい用い方で）と、邪気に或いは正気に遭えば相応の反応が診られる。

邪気実の場合、「邪気の来たるや緊にして疾」。ツボは邪気に従って現れる。反応は比較的速く、ツボは収縮しているが良性のものは術に従って緩和する。順証だ（一般的には熱気が取れて冷えてくる）。反対に収縮がとれないものは逆証。胃の気は塞がれ予後不良。

ところが、正気虚であれば、「穀気の来たるや徐にして和」。ツボは正気の性質に応じてジワリと充実感を増す（一般的には熱気が生じる）。正気が弱り胃の気が衰退するとその反応が大きく減少したり、全く反応しなくなったりする。逆証。胃の気は風前の灯となり予後不良となる。

さてこの場合、刺し手と押し手※とどちらで感じるのか。

色々意見があるようだが両方だと解する。

杉山流では生体における正常な反応か否かによって「確たる予後」を判定した。

われわれには、刺す鍼は毫鍼、三稜鍼等があり、刺さない鍼には、打鍼、古代鍼等がある。何れの鍼を使おうとも、ツボ、体表が敏感に応じることを知らねばならない。

※押し手……鍼を刺す時に支えとなる手。刺し手と反対の手。鍼を持つ手だけではなく、押し手を上手く使うことが重要である。

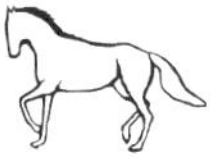

鍼の「補瀉」法にみる中国と日本 ― 試みの論 ―

同じ東アジアに位置し文化的にある部分を共有するとはいえ、中国と日本とでは大きく異なることを知らねばならない。

広い中国の鍼灸だからバリエーションは幅広く存在する。同時に、狭いが日本のそれも多様性を充分みることができる。

だが、底にある思想は、一方は理詰めで濃縮したものであり、他方はその場の病と患体の条件に従い、対応して感性を中心とした淡白な認識とその対応である。

「補瀉」というこの医学にとっての根幹をなす思想と手法がある。

病の状況を戦に例えて言えば、「勝ち戦」と「負け戦」とがある。病に対する概念だ。「勝ち戦」では専ら相手（邪気）を駆逐すればよく、これを「瀉」という。これが対応策。「負け戦」では多勢（邪気）に無勢（正気）であり積極的に戦えない。兵糧を蓄え味方の兵力（正気）の回復を待つ。これを「補」という。応ずる処置だ。

問題はその「補瀉」についての考えと対応策のあり方である。

その典型を中国明代の『鍼灸大成』（中国歴代の鍼灸医学思想の集大成）の書物に見ることができる。そこにおける「補瀉」はきめ細かに理によって鍼の技法が説かれる。

鍼の深さ、回転の数、等々。その技術は実に、微にいたり細を穿つ。

対して、日本のそれは室町時代に発する『鍼道秘訣集』に見て取れる。

腹部体表の状況を手掌で感知し邪気と正気をかみ分け、刻々と変化する腹壁に対応して鍼を施すのである。

真に感性そのものの対応だ。これも「補瀉」の一つのありようなのである。

鍼が上手くなるために❶

まず、志を明らかにすることだ。

人々の病を癒し、苦しみを取り除くことに心を専一にすべきである。

金儲けにこの道を選んだなら大きな間違いだ。それは余りにも苦しみ多く、強いられる努力は多大である。

人々が笑顔を見せ、感謝の念を持ってくれることに、唯一楽しみ喜びを見出すことに道を追究すべきである。

そうすれば、鍼の勉強をしたり修行に励むことが楽しみとなり、「努力は一切要らない」。助かる病が治らなかったり、死ななくてもよい病が癒えなかったら悔しいではないか。

鍼にはそのような病を癒す大きな力がある。四十七年間この道を真っしぐらに進んできてつくづく思う。

次に、この医学が数千年の歴史と伝統の上にたっている事に思いをいたすべきだ。医療文化として、これほど時間をかけてできあがったものは皆無に近い。

この医学で最も若い学問として取り上げられるのが「温病学」である。

これでも三〜四百年の歴史がある。

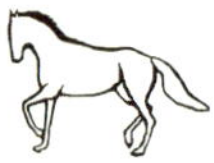

鍼が上手くなるために❷

この悠久の歴史を確認し、内容を明かにするために「医学史」をしっかり勉強すべきである。現在ある流派の一部の歴史ではなく、この医学の大河のような幅広く長い実態に眼を向けよう。この中身から、独自の「物の見方、考え方」を学ぶがよい。この医学の個性的な思想を学習することは、鍼に対する揺るぎない信念を培う上で大変重要。

更にこの医学がどのような病を治してきたか、その事実を把握すべきだ。医学にとって臨床効果が得られなければ意味がない。

そのためには、歴史で学んだ優れた医学者の著作から治療経験の記述を見出すがよい。また私見であるが、『名医類案』のようなカルテの集積を尋ねるのもよい。

鍼がうまくなるために❸

勉強するには、まず志が高く真に尊敬できる先生につくことが大事。

その先生が主宰する研究会に積極的に参加する。これが、この道における将来の運命を決定づける。

よって、自分の師匠とその研究会選びには相当心を砕くべきだ。

この道の方向性が決まれば不動心でならねばならぬ。できれば内弟子に入るのはとてもよい。昔からの徒弟制度は一流の名人をよく育てた。

近時、古い徒弟制を嫌う向きもあるが、生活の場を師匠とともにすることはとてもよい。師匠の一日の生活の中で話したり行動する折に鍼についての考えが露出している。全生活において、鍼についての思想がみえてくる。

話は少し飛ぶが、最近の中医師の教育のため、ある種の徒弟制が復活しているという。中医薬大学を卒業しただけでは名医が輩出しないからだという。生活を共にするということはそれほど大事なことである。

だが、皆が内弟子になる訳にはゆかぬ。そこで、足繁く研修に参じることである。

加えて大切なことは己の信じる師匠の鍼を受けること。因みに、ユング心理学研究所での学徒は三百時間のカウンセリングを受けるという。

身体をもって師匠の治療を受けることは、正に「手から身体へ」の伝授と心得るべきであろう。技を理屈で如何に学ぼうとも、これを超えることはできない。

実際、筆者も先考の治療を子供の頃からよく受けた。この記憶は今の鍼術の中に大きな位置を占める。

鍼がうまくなるために❹

鍼の治療技術を高めるには、まず無痛で刺入できることが必須条件だ。

筆者の若い頃は捻鍼《ひねりばり》に集中した。

前にも触れたが、硬もの通しとして、桐板、杉板、松板、樫の木、そして鹿の骨でできた靴べらを刺し通した。伝統では身体のあらゆる組織に自在に刺入できる技が必要とされた。聞き伝えによると、肋軟骨、肋骨を貫通させた、という。今の筆者らの治療ではそれは必要ではないが。

しかし、こういった技術はどのような場所でも、どのような組織でも刺し入れる場合に極めて有利な方法である。

次には浮きもの通しである。ツボはいつでも浅いわけではない。滅多にないが、時には深く刺す必要がある。皮膚表面から三〜四㎝刺す場合がある。

この場合当然のことながらその部位の解剖学的知識は絶対必要。ある鍼灸院では弟子たちがよく鍼による気胸事故を起こすという。当然のことだが院長の責任だ。このような鍼灸院によって社会を騒がせ迷惑を被る。

繰り返しいう。その部位の解剖学的知識は絶対必要。

このように深く刺す時には鍼先の繊細な感触がわからねばならない。

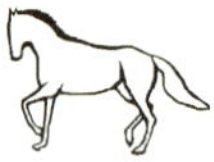

鍼がうまくなるために❺

浮きもの通しは次のように行う。

つまり、洗面器に水を張り、これにキュウリや茄子を浮かべる。

キュウリや茄子に押し手なしで、刺し手のみで鍼を刺し通すのである。

水中に物が浮かんでいるため対象物は揺れ動き、或いは回転する。

生体でも深く刺してゆくと鍼先に空虚、索状物、或いは硬結などがあり、これが揺れ動く。これに似た感触が、浮きもの通しで味わえる。

硬物通し、浮き物通しは古人の鍼練習法である。しかも、現在においても意味ある練習法である。

まとめると、硬物通しは指に力をつけ、指関節を柔らかくする。また、浮き物通しは皮膚表面を通じて皮下の組織の状況を触知する感覚を鋭くする。

鍼がうまくなるために❻

先の硬物通し、浮き物通しは現在行う刺入法「撓入鍼法《とうにゅうしんぽう》」(☞74頁)にとって極めて大事な刺入の基本となることは言うまでもない。

さて、昔の漢方医学者(鍼灸医)はどのような勉強や修行をしたのであろうか。先に述べたように、立派な師匠につき生活を共にしながら学んでゆく。大方は幼少から学んでいたという。

明治天皇の治療にあたっていた浅田宗伯先生は、八歳にして父上の命に従って既に往診をなさったという。しかも、往診した治療の根拠を『傷寒論』の理論に則って理路整然と答えられたという。昔の医師の勉強は、それこそ半端ではなかった。

ある著名な鍼の流派では内弟子に入ると次のような修行と勉強が強いられたという。

最初の三年間は庭掃除、洗濯、風呂掃除などの下働きをし、次の年から三年間やっと師匠の診察室の障子の外で師匠の行動をイメージしながら、先生の言葉をひっそりと窺ったという。

鍼がうまくなるために❼

その六年間を経て、やっと師匠の診療室への入室を許可される。このような修行は一見驚きにも思えるが、実はこれが大きな意味を持つ。即ち、これで培われるハングリー精神が大事。当今、「全て与えられて」学ぶのが当たり前、という風潮は「学び」には真実邪魔と心得るべきである。

筆者らが中医学を学び始めた一九六〇年代にはこれに関する書籍は全て中国から入ってきた「原書」。当時中国語の辞書も本格的なものは皆無といっていい。鐘ケ江信光氏の小さな物があったように記憶する（名前は必ずしも正しくないかも……何せ五十年前のこと）。愛知大学のディクショナリーが出版されたのは随分後である。

当時、漢文が比較的好きで高じた行動、実に辿々しい読み。『蘭学事始め』の杉田玄白らの苦労の思いがしのばれた。

それでも中医学の魅力は大きなものだった。

鍼がうまくなるために❽

ともかく口の乾きがひどい時、コップの水を一気に飲むように、鍼についての貪欲な希求がなければならぬ。

鍼が上手くなるためにはどうすればよいかとよく聞かれる。

筆者即座に「鍼を好きになりなさい」という。

そうすれば、丁度恋人を追っかけるようなもので、「一切の努力」は無用だと。

それほどの魅力ある鍼に出会えるか……。

単純明快だ。だから「努力」しているようでは道はおぼつかない。

今、読者のあなたはそのようなチャンスに出会えたか……。

鍼がうまくなるために❾

鍼を味わう。

昔は鍼をよく作った。太さの異なる金の針金を数本購入し、これを伸ばして通常用いる鍼体の寸六、寸三の長さになるよう切断する。

龍頭※の部分はその針金自身に巻き付ける。

鍼先は実に難しい。砥石のキメの荒いもので大まかに作り、細かいもので仕上げる。鍼体と龍頭を持ち、回転させながら前後に移動しながら研ぐ。最終的には鹿革で磨く。ルーペで傷の有無を調べる。

これでやっと人の身体に刺せるようになる。自分の足が試し易い。刺さった感触を鍼先と刺されている足で感じる。

出来具合の最終チェックは自分の舌先を刺し通し味わう。

※龍頭……鍼を持つところ。鍼柄。

鍼がうまくなるために⑩

いい鍼かどうかの鑑定は剣術家の刀の鑑定に似る。

だから、様々な鍼を試し研究する必要がある。用途によって異なる色々の形態の鍼先を見る。基本は卵、ノゲ、スリオロシの各形がある。

しかし、これらが微妙に融合して多くのバリエーションをなす。

今や、ほとんどディスポ※の時代で、一見かようなこととは無縁のように思われるが、実はそうではない。

ディスポ鍼でもこのようなことを知っていると、患体に刺さる時の感触で、その鍼の「特徴」を上手く生かすことができる。

ディスポ鍼でも全て一様ではない。よって、その鍼の個性を巧みに活かすべきだ。

鍼先が鈍ければ、押し手と刺し手の力加減を微妙に調整し、全体として力をこめねばならない。鍼先が鋭ければ、その反対だ。

※ディスポ……ディスポーサブル（使い捨て）の鍼。

鍼がうまくなるために⓫

鍼が生体に及ぼす影響に思いをいたそう。

毫鍼は刺すことがその目的となる。だが、皮膚に鍼を近づけるだけで大きな反応を示す。つまり、衛気《えき》※が体表から相当離れた処に存在して、身体に反応を起こす。

現在、腎不全の大変敏感な患者さんと、脳梗塞で意識不鮮明な患者さんとに、体表から二十cm離れた処から鍼をかざし、良好な治療効果を得ている。より正確にいえば、打鍼用の刺さない太い鍼をかざして、効果を得ている。よって、毫鍼でも同じ。否、毫鍼は鍼体が細くしかも鍼先が鋭いため、より一層大きい反応を促す。

因みに、患体の脈をよく診ておき、ツボから数cm離し、これを鍼先を垂直と、水平とにかざす実験をしてみよう。

脈の微妙な動きが分かるかなー。

※衛気……体表を覆って（筆者の経験では体表から二十cm位）①邪気の侵入を防御②皮膚を温養③汗を調節している気（『基礎中医学』神戸中医学研究会編著、燎原）。

鍼がうまくなるために⑫

したがって、毫鍼でツボに刺入する場合、ツボに入れるときに躊躇する時間が長ければまずい。それが長ければ長いほど衛気が大きく反応し「まずい効果」を与えることになる。

よって、一定の刺入目的が決まれば躊躇すべきではない。

つまり、補うか瀉するか、刺入の深さはどうするか、ある程度決定していなくてはならない。鍼を入れる前に充分な体表観察がなされていなければならぬ。

この場合も「丁寧すぎる」、言わば「イライ過ぎ」もダメ。当然、衛気が阻害されるからだ。このような注意深さも「ネンキ・コンキ」が必要、目的が定まれば一気に刺入するのである。

多くの鍼灸師の過ちがここにある。

次には体表に鍼が刺さってから大きな問題が生じる。

鍼がうまくなるために⑬

その前に、刺入は一気に行うのであるが、前に述べたように無痛でなくてはならぬ。

皮膚の薄いどのような部位でも簡単に無痛安全に刺入する方法。蓮風鍼※1を使用。

それが申脈《しんみゃく》穴などの刺入にかなり高度な技術を要求される場所でも。

まず、鍼先をツボにアプローチする部位に固定し、皮膚面に鍼体をほぼ平行状況におく。

この場合微塵も鍼先を皮膚に突き刺してはならない。むしろ皮膚に寄り添うことが肝心。

龍頭を右手で確実につかみ持ち、鍼先をそのままで固定し、刺し入れんとする皮を押し手となる左手で鍼先の反対方向に引っ張る。引っ張った皮をそのままにし、鍼を僅かに平行から持ち上げしならせる。この時、鍼先を刺し入れる反対方向に徐々に鍼体を引っぱり皮膚に押し付ける。こうして、安全無痛に刺入できる。撓《たわ》みを無駄なく使用する。撓入《とうにゅう》鍼法《しんぽう》※2だ。

※1　蓮風鍼（発売・タフリーインターナショナル）……筆者がデザインした鍼。長年の臨床経験により、最も撓入鍼法に適した鍼となっている。

※2　撓入鍼法……日本では主に、鍼を筒に入れて刺入する「管鍼法」が行われている。筆者は、触れる前の衛気の段階から穴の反応を意識し刺鍼しているが、鍼管を用いず、痛くない、衛気を意識した刺鍼法が「撓入鍼法」である。鍼体に触れないため衛生的にも優れている。

鍼がうまくなるために⑭

繰り返すが、衛気には十分に気をつけることだ。ツボには「目」があり非常にシャープな感覚がある。このことを終生忘却してはならぬ。

さて、いよいよ無事に刺入されたとしよう。

ここで、「虚」とは刺した時に空虚な感じがする。「実」とは充実した感じがある。『霊枢』九鍼十二原にいう「言実與虚、若有若無」※と。

「虚」は空ろであって抵抗感が少ない。このものは、皮膚表面にあったり、皮下組織であったりその深さは様々。また広がりも大小様々だ。これも刺入する前の体表観察によって察知しておくのである。

※「言実與虚、若有若無(実と虚とを言わば、有るが若く無きが若し)……鍼下に気が有るものを「実」といい、鍼下に気が無いものを「虚」という。張介賓の説「実と虚とは、気の有無によるものである。気はもともとは形がないので、有るがごとく無きがごとしという。よくこれを見極めるものは、有無の間をすぐれて理解する」(『現代語訳黄帝内経霊枢・上』南京中医薬大学編著、東洋学術出版社、十五～十八頁)。

鍼がうまくなるために⑮

探りを入れる。徐々に刺し入れ、鍼先に集中する。

この場合「虚」においては、凡そ予期した部位に鍼先を到達せしめ、中の様子を窺う。

この折、鍼先をゆっくりと進める。『霊枢』九鍼十二原にいう「刺之微、在速遅」[※1]と。

よって、ゆっくりと鍼を操作すると気が集まり易い。後は鍼を固定し置鍼する。

「虚」のエリアが幅広く、かなりの厚みをもてば、治療は困難となる。が、エリアの幅、厚みが狭く薄くなれば大成功。

この折、手指に温もりが、あるいは意識を集中させ温もりが生じれば上手くゆく。

『素問』にいう「鍼下熱すれば補という」[※2]と。

※1　「刺之微、在速遅」……刺の微は、遅速在り。／鍼の技術の要は、刺鍼の部位が適当であることと徐疾（刺入の速度）の手法の正確な運用にある（『現代語訳　黄帝内経霊枢・上』、南京中医薬大学編著、東洋学術出版社、十一～十四頁）

※2　「鍼下熱すれば補という」……『素問』鍼解篇第五十四「①虚則實之者．鍼下熱也．氣實乃熱也．②刺虚須其實者．陽氣隆至．鍼下熱．乃去鍼也」／①虚症を治療する際には、鍼下に熱感がなくてはなりません。なぜなら生気が充実すると、熱感が生まれるからです。②虚症を刺すには補を用いなくてはなりません。陽気が盛んになって、鍼下に温暖の感覚が現れるのを待って、その後で抜鍼します。（『現代語訳　黄帝内経素問・中』南京中医薬大学編著、東洋学術出版社、二七〇～二七五頁）

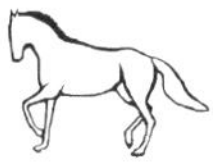

鍼がうまくなるために⑯

抜鍼とともに後揉法[※1]が大事である。

この場合、術者の手指が温かいことが必要条件。冷たい手では事がなせない。何時も汗をかいたりする冷たい手ではダメだ。そのような人は、身体を治してから事をなす。また緊張すると手指が冷たくなるのも良くない。日頃から集中するとこれが温かくなるよう訓練する必要がある。

さて次に「実」に対しての処置、「瀉」を説こう。

「実」は「虚」とは反対に充実感があり、鍼先には抵抗感がある。これも多くのバリエーションがあり多様だ。「実」と「虚」との様子は『体表観察学』（刊行予定）に詳しいのでこれに譲る。

さて、「実」に対する鍼はできるだけ速やかに目的のところ、多くは「実」の中心に刺し入れる。「虚」とは異なり速く鍼を操作する事が肝要。鍼先の抵抗感が除去されるよう用いる。直接的には、捻りや雀啄《じゃくたく》[※2]などの手技を用い事に当たる。

※1　後揉法……鍼を抜いた後に、その場所を手で軽く揉むこと。
※2　雀啄……鍼の手技の一つ。抜き刺しを細かく行う。

鍼がうまくなるために⑰

操作がある程度の目的を達したなら置鍼する。脈診を中心に気の良性反応をみれば抜鍼。この折の「実」の邪気[※1]が解け除かれればよい。

さて、一定の「瀉」の手法を行って置鍼する。邪気が緩みかけるのを確認してなす。患者さんの側は、少しつっぱったり、響いた感触をもつ。置鍼を終えて邪気が十分緩んだのを確かめ抜鍼。鍼を抜けばこれを揉まない。患者さんが清涼感を覚えれば目的はほぼ達せられる。施術の前後の脈の変化を確認することは言うまでもない。

瀉の手法が奏効すれば、患者さんは清涼感を覚える。鍼下冷ゆれば瀉となす。[※2]

ここで、横刺と直刺について述べておこう。

横刺[※3]は直刺[※4]に比べ気を集めやすく補しやすく、直刺は横刺に比べ瀉しやすい。これを衛気を使って実験してみよう。

自分の右手の示指を真っ直ぐにし、左手の「合谷《ごうこく》」[※5]に一cmほど離し、垂直にして翳《かざ》す。同様に、右手の示指を真っ直ぐにして、左手の「合谷」に一cmほど離し、今度は示指端を水平にして翳す。この実験で君は何かを感じたか？

※1　「実」の邪気……邪気とは人体に対する傷害因子(⇔正気)。実とは有り過ぎること。つまり、邪気が盛んになっている状態。

※2　『素問』鍼解篇……滿而泄之者．鍼下寒也．氣虚乃寒也．

※3　横刺……皮膚面に対して水平に刺す。

※4　直刺……皮膚面に対して垂直に刺す。

※5　合谷……手の甲で、人差し指と親指の付け根の間で、真ん中よりやや人差指側寄りのツボ。手の陽明大腸経(『藤本蓮風 経穴解説』藤本蓮風著、メディカルユーコン)。

鍼がうまくなるために⑱

つまり、垂直にした場合は何かが散るような感じがし、そうではなく、横に近づけた時は、何かが集まる感じがするであろう。

即ち、前者では気が散り瀉法になり、後者では気が集まり補法になっていることが分かるであろう。

しかし、これは鍼の体表に対する一つのアプローチであり全てではない。よって、刺鍼による直刺と横刺のみで補瀉の手法がなされると錯覚してはならない。

例えば、期門《きもん》※1などの季肋部に刺鍼する場合、多くは横刺する。そしてこの場合、瀉法にする。邪気に当て横刺するのである。この部位は直刺すると解剖学的に危険なことが多い。解剖学的に危険な箇所は全てこのように横刺が安全だ。

よく、肩井《けんせい》※2などにむやみに直刺して「気胸」を起こすことがあるが、これを知っていれば全く無害に刺すことができる。

さて、この衛気による実験は顔面でもできる。指一本で様々に試すがよい。

※1　期門……第六肋間、乳頭中央の下方。足厥陰肝経。
※2　肩井……肩の真ん中。足少陽胆経。

鍼がうまくなるために⑲

顔面はとても敏感なところである。十四～五㎝位離れたところから手を翳《かざ》しても顔は何かを感じる。

例によって人差指の先端でアプローチ。関節を屈曲させたり伸展させたりして試してみよう。或いは伸展位のままで顔面へ垂直に、また、真横に、或いは顔面に対して角度をつけて、四十五度、または三十度などと可動しながら試みるがよい。

少し鈍い人は、眉と眉の間の印堂穴や『霊枢』五色篇にいう顔面気色の発する両眉間「心」(図5)の部位を利用するとよい。この部は相当敏感だ。平生から過敏な人はむしろ避けた方がよい。たったこれだけの実験だが体調を崩してしまうこともある。

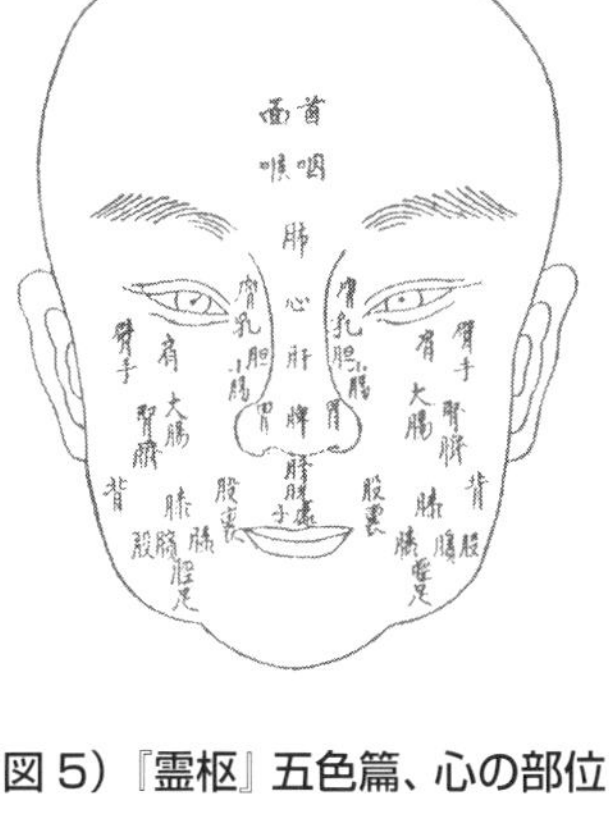

(図5)『霊枢』五色篇、心の部位

鍼がうまくなるために⑳

さて、この実験で、垂直、真横、その間の四十五度、三十度などと各角度によって、「気」の反応がかなり異なる事に気づいたはず。

これは刺入しての「衛気」、「営気」※で行う鍼でもほぼ同じ現象が生じるのだ。

先に述べたように、この手法のみによって全ての補瀉はできない。だが、これが気を扱う上でのかなり重要な手法となることも事実。

次に「体表」に刺入しての様々な問題についてみてみよう。

まず、無痛で刺入されたと想定しよう。

刺入する前において十分な体表観察をなしていても、鍼がそれ以上刺さらなくなることがある。

※営気……血脈中をめぐって①全身の臓腑・経絡・組織・器官を栄養して生理活動を推し進める②血液を化生し血液の成分になる気（『基礎中医学』神戸中医学研究会編著、燎原）。

鍼がうまくなるために㉑

気が異常に集まったためである。この場合、二つの意味がある。

一つは、毛穴に鍼が挿入された場合だ。大いなる摩擦を生じ生体の側がこれに抵抗せんとして生じる現象である。これは比較的浅い部位で起こるのですぐ分かるであろう。直ちに鍼を抜き去り、僅かに離れた所に刺し変える。つまり、先に刺した部位の上下左右のいずれかのところに刺すのである。

もう一つは、毛穴に鍼が挿入された場合と異なり、一定程度刺し入れた段階で抵抗物に当たる場合だ。四肢末端でこれが起これば、該当する経絡の気の不通が顕著で、場合によっては予後不良を示すことがある。

体幹部、殊に背部の臓腑の兪穴[※1]に深く刺さねばならない時、肋間部位で、骨に当たった感触を得る場合があるが、暫く鍼で雀啄や捻りを加えるとこれが緩んでくる。よって、これは頑固な邪気に当たったもので、骨に当たったものではないことが分かる。多くは陳久化した瘀血《おけつ》[※2]である。

※1　背部の臓腑の兪穴……背骨両脇には五臓六腑に関係する重要な経穴が並んでいる。筆者は背部兪穴は背候診として、主に各臓腑の状態を弁証するために診る（『臓腑経絡学』藤本蓮風監修、アルテミシア、一七五頁）

※2　瘀血……血液の運行が阻滞されて生じた病理産物。瘀血の特徴的な症状は①固定性の刺痛②昼は軽く夜に増悪（『基礎中医学』神戸中医学研究会編著、燎原、一一五～一一六頁）。

鍼がうまくなるために㉒

正気の弱りは、とりあえず空虚が感じられるのでほぼ判るであろう。

邪実についてのバリエーションについて述べよう。邪実には、「気滞《きたい》」、「湿痰《しったん》」※、「邪熱《じゃねつ》」、「寒《かん》」、「瘀血」などがある。その他にもあるが此処では省く。

「気滞」はいわゆる気の停滞だ。「気滞」は比較的浅い部位が多い。邪気に深く刺す必要はない。「合谷」での反応がよくわかる。「気滞」左右の穴処をよくみて実の方に「気滞」がよくでる。皮膚面に垂直に刺す。

ごく軽い邪気は皮膚に接するや否や、忽ちこれが氷解する。丁度、洗面器に水を張り、中央に油滴を落とすとこれが全面に散っていく。これによく似ている。

成功すると、術者の側も患者も、局部が「スッ」とした感じになる。

置鍼する場合は、かなり古い邪気に適応する。先の処置にて一定程度邪気を緩め、置鍼し、脈、舌の良性の反応を確認するとともに、鍼先の邪気の消失をみて抜鍼する。

※「気滞」、「湿痰」
気滞……気の運行が阻害された状態。
湿痰……水液が粘調かつ凝集したものが「痰」。
（以上全て『基礎中医学』神戸中医学研究会、燎原）。

鍼がうまくなるために㉓

次は湿痰だ。

体表観察にて邪気の位置におよその見当をつけ、切皮からスムーズに目的の箇所に刺入する。鍼先に意識を集中する。やがて粘り感を覚える。これが湿痰に当たった証拠だ。暫く雀啄・旋捻《せんねん》※1を繰り返す。すると、粘りが徐々に改善する。

これも古く頑固なものはある程度邪気を緩め置鍼する。抜鍼は先の気滞の邪気の処置と同じだ。気滞の邪気とは異なり、かなり頑固だ。粘りが強ければ強いほど湿痰の邪気は酷い。湿痰と一口にいっても痰が湿より強いものは粘りが強くより一層邪気がきつい。中脘《ちゅうかん》※2や梁門《りょうもん》※3に邪気が強いものの喘息は簡単には癒えない。ここでの鍼先の邪気のからみで「病を診たてる」ことができる。

※1　旋捻……鍼を左右に捻る動作を小刻みに行う手技。
※2　中脘……任脈、足の陽明胃経の墓穴、腑会。胸骨体下端と臍の中央、神闕穴の上四寸に取る。
※3　梁門……足の陽明胃経、中脘穴の外二寸、天枢穴の上四寸に取る。

鍼がうまくなるために㉔

次は邪熱※だ。邪熱と一口にいっても、かなり色々。

❶急性の外感病。
❷外傷性の経絡、経筋病。
❸急性、慢性の内傷病。

以上ほぼ三種ある。

❶急性の外感病

傷寒系であれば、少陽、陽明の段階。温病系では全課程であるが、営、血の段階では正気が弱ってくるので、反応は衛、気の各分の実型のものとは異なる。

❷外傷性の経絡、経筋病

ここにおける邪熱は比較的急性期が多く、邪気としてはどちらかというと扱いやすい。

❸急性、慢性の内傷病

ここでもバリエーションは多彩だ。急性の内傷では、大津波や大震災体験でのショック……等がこれに匹敵する。慢性の内傷病は邪熱としては一番扱いがうるさい。

※邪熱（＝熱邪）……特徴は上炎して勢いが強く、津液を灼消し、生風、動血しやすい。

鍼がうまくなるために㉕

慢性の内傷病の邪熱について述べよう。

多くは切皮して更に刺入する過程で感触がある。即座に締めつけてくる。その他の邪気と異なりこれが特徴だ。深さは様々だ。

旋捻と雀啄がやはり解決策。慢性化しているものは置鍼。

邪気の一定の消失をみれば抜鍼。

『霊枢』九鍼十二原にいう「刺諸熱者、如以手探湯」※と。つまり、邪熱には手技として手短にという。

だが、慢性のものは、時間がかかる。ガンなどは邪熱の塊。しっかりと治療する必要がある。

※「刺諸熱者、如以手探湯」……熱病に鍼治療を施す場合、浅くすばやく刺して、あたかも沸騰したお湯を手で探るかのように、一触即発の危機のときのように行う（『現代語訳 黄帝内経霊枢・上巻』南京中医薬大学編著、東洋学術出版社）。

鍼がうまくなるために㉖

次は瘀血だ。

この部位は深い。そして硬さがこの邪気の特徴。

当然堅さが酷ければ病が重い。場合によっては「骨」のような感触。

背部兪穴における病穴に深く刺してゆくと硬くて頑固なものに遭遇することがある。

随分と旋捻と雀啄を繰り返し、時には置鍼。また、旋捻と雀啄を繰り返す。やがて、頑固なものは氷解する。むろん、数回あるいは数十回かかって溶けるものもある。

この硬さも二つある。一つは一つの塊。もう一つは炭に刺すように、刺してゆくと硬く密な部分とカサカサした梳《す》いたような部分が重層しているものとがある。

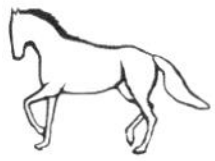

鍼先の味わい

鍼先、いや鍼を刺す前の皮膚、肌の状況を触知する。
潤いのあるなし、緊張弛緩、……などなど。
鍼を持つ。
いざ刺さん。
皮膚に刺さる。
独特の抵抗感。いや、すうーと抵抗無く入る。
まるで、柔道の組み手での相手の動きに似ている。
ここにも陰陽の出方がある。

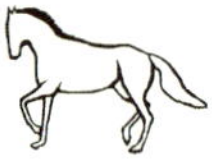

冷《れい》暖《だん》自《じ》知《ち》

冷暖自知とは『景徳伝灯録』※の言葉。

ものが暖かいか冷たいかは人に教えられて分かるものではなく、自分が実地体験することにより、理解できる。

砂糖の甘さを知らぬ人にそれを説明するのは難しい。この医学の修行には多分にこのような側面がある。

脈診一つとっても、一応書物によって概念の把握はできる。或いは先輩に「こうだ」と教わることもあるが、最終的には自習自得しかない。

名人芸的だと言われればそうである。でもこの医学ではこれこそが本命なのである。

※中国・宋代、道原によって一〇〇四年に編纂された禅宗の歴史書。

助けるつもりで人を殺す

江戸小話だったと思う。

橋を渡ろうとした人。

今にも身投げしようとしている。通りがかり上、止めさせようとする。

「助けるつもりで死なせてください」。

「てやんで！……助けるつもりで殺すのは医者じゃーねいか」……。

実際、人を助けようと思いながら悪化させることがある。場合によって死なせることもある。こうして、疑問を解決すべく行動する。勉強である。

それにしても、つらいつらい話があるのだが……。

禅の言葉。

「闇の夜に泣かぬカラスの声聞かば生まれぬ先の父ぞ恋しき」。

打鍼術発掘の経緯❶

日本を代表する鍼術の一つに打鍼がある。

大陸から伝来した刺鍼術とは大きく異なり、術式も臨床効果も個性的だ。

打鍼との出会いは古く、筆者二十七歳頃で、今から四十年ほど前に遡る。当時は現代派、古典派などと鍼灸の二大潮流があり、その他それぞれが主張する鍼灸が若干あった。

だが、打鍼術に関して云々する人は皆無に近かったことだけは間違いない。

先代和風が所持していた和綴じ古本『鍼道秘訣集』を読み解《ほど》いた時から始まる。当時打鍼を実際、術として行っている人はわずかではあるが居られた。

だが、これとても、多くの患者さんに追試したものではなかったように思う。記された文言は短く、四百字詰めの原稿用紙、四十五枚程度であったことを覚えている。

しかしながら、その内容たるや素晴らしいもので、これぞ「日本の鍼」と思い嬉嬉とした思い出がある。

後で述べる『弁釈鍼道秘訣集』(緑書房)は打鍼術についての筆者の著書である。著書(二十数冊)の中でも自負できるもので、読者に一読をお勧めする。

それからは日々しばらく虜になっていた。これが出会いである。

やがて、読み味わうだけでなく実際に打鍼をやってみたくなった。道具を持たなかった故、色々資料を集めて道具自体を創作した。柳谷素霊氏の著書を中心に製作した。打鍼用槌と鍼を創ったが少し大きくなった。

今の韓国鍼の円利鍼様の形体のものは往時の鍼と酷似しているのでこれを使用したこともある。だが、とても痛みを伴い現代人にそぐわないことに気づいた。

以下続く。

打鍼術発掘の経緯❷

そこで、金銀にて製作した刺すことのない打鍼を考案した。

つまり、打ち入れる方法は現代日本人には合わないと解したからだ。

ここに伝統のあり方を一つ学習した。伝えられた術式でも、現実に病める人たちにそぐわなければ改変はありうると。

だが、果たして効果があるかどうか疑問を持ちつつ追試した。これにも随分と時間を要した。凡そ十年を必要とした。有難いことに、効果は歴然。

後は鍼の太さの問題であった。初期は比較的細い二〜三㎜のものを創作した。やがて、仲間の一人が三〜五㎜のものが優れていると指摘してくれた。追試すると納得できたので、以後この形を用いだした。後は様々な疾患に応用した。

結論としてあらゆる内科の病に有効であることが判明。無論整形外科的疾患にも効果があった。殊に喘息、気管支拡張症、糖尿病、腎臓疾患、おまけに風邪引き……等々。

また、この医療から後に著す『鍼灸治療上下左右前後の法則』(メディカルユーコン)の基本を学んだ。

駄《だ》洒《じゃ》落《れ》

だじゃれが好きだ。馬鹿馬鹿しいとか、つまらぬ、とか言われながらも、だじゃれが好きだ。言葉の「音」のダブりによる意味の展開。自由自在。

古くは「太平の眠りを覚ます上喜撰（ジョウキセン）、たった四杯で夜も眠れず」がある。黒船・蒸気船来航で封建、鎖国の徳川幕府は安穏の眠りを覚まされた。それは、丁度上喜撰（ジョウキセン）という煎茶をわずか四杯飲んだだけで不眠に陥るほどであった。蒸気船と上喜撰（ジョウキセン）。

父（チチ）が濁れば爺（ヂヂ）になる。母（ハハ）が濁れば婆（ババ）になる。といった具合。

一般的には無意味だとされる。だが、「無意味」そのものこそ有用である。退屈の一時を慰めてくれる。全く効用がないとは言えない。少なくとも当人は結構満足し愉快になっている。

また取り巻く人たちの表情から、様々な意向がうかがい知れる。

一例をあげると、いつも全くつまらない中身でも、大笑いしてくれる人が、鈍い反応であれば、心にわだかまりがあることを物語ってくれる。

鍼の医学

いま一つの働きを示そう。

駄洒落は連想ゲームの一種と思う。その連想たるや、四方八方、いや左右上下にも展開する。

梅棹忠夫氏はかつて『知的生産の技術』という著書の中で、個別にあるアイデアをカードにそれぞれ書き込み、これを無数にあるランダムとして、つなげる工夫を教えてくれた。

これぞ正しく連想ゲーム。まったく無関係と思えるものが結びついた時、新たな概念が生まれる。学問の芽生えである。

遊び

北大路魯山人※はいう。現代人には遊びがないという。

物事をする場合、熱心に一生懸命にやることはよいが、そこに「遊び心」、楽しみがなければ良い仕事ができない、という。

これがあれば良い仕事ができるし疲れも大いに減少する。

筆者も鍼灸医療を四十七年近くやっているが、未だに病める人を相手にするとワクワクする。面白い。

病が同じように見えても、人により、あるいは時と場合により大きく相違する。

常に探究心があると楽しい。創意工夫により人が助かるのは痛快……愉快だ。

※北大路魯山人（一八八三―一九五九）陶芸家、書・篆刻などをし、料理に精通した。そのための食器の陶磁器を制作したという。

鍼って面白い❶

こんなに忙しい診療の中で、毎日よくまあブログ更新できますねー、と言われる。

筆者はこう答える。暇がないとやはり書けませんよ、と。

こういう言い方をすると、きざかも知れないが、やはり鍼の仕事・勉強が大好きで、患者さんが良くなるのがすごく楽しみである。

だから、このような素晴らしい医学を一人でも多くの方に分かってもらいたいとの一心からブログを更新するのです、と答える。

四十七年もこの医療に携わって飽きることがない。未だに工夫の余地は大きいといえる。扁桃炎の熱ひとつ治すにも、かつては一週間はかかった。ところが、「温病学」を応用し、うまく行けば丸一日で治癒させることも今では難しくはない。

また、診断において中医学では詳細な問診が必要なことが多いが、手指で要なツボをさっと撫でるだけで確実な情報を得て弁証ができ、ほんの一穴で治すことも日常茶飯事である。まだまだ面白いことは沢山ある。順次お話ししよう。

鍼って面白い❷

間もなくお正月。退屈である。一日ぐらいの休日はありがたいが、数日ともなると疲れる。乗馬に行けなければ終日酒を飲むしかない。

あまり退屈だと爪楊枝でも捻るか。

やはり診療所で患者さんを追っかけまわし、鍼をするのがいい。

この病はどうすれば病の本質を的確に見い出せるか、どうすれば早く確実に治せるか。

悪戦苦闘することもあるが、結果としてこれが楽しいのである。人が治せないものを治す、人が治せたとしても優れて短時日で治す。これが痛快なのである。

大人の体表観察はある程度修行を積めば誰でもできる。

だが、新生児、幼児ともなると難しい。

皮膚が薄く大人に比してデリケートな反応だ。まして発熱していれば、左右のツボの反応は判別し難い。心を静め優しく触れると分かってくる。

圧痛ばかりを頼りにしておれば、到底至難の業となろう。

鍼って面白い❸…経穴「梁門」

鍼灸医学は楽しい。

過日『鍼灸治療上下左右前後の法則』を出版したが、この理論の実践上の展開が次々起こる。

最近、股関節の痛みに関して「梁門」穴を使って改善がみられた。

気の偏在理論の面白さがわかる。

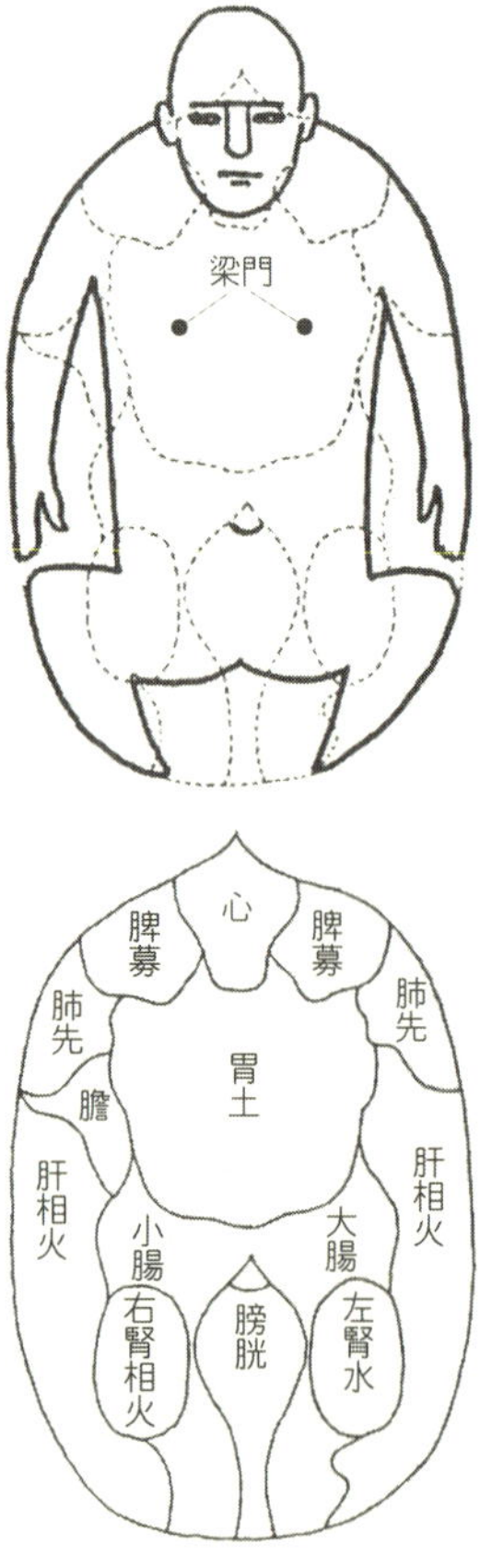

（図６）梁門穴と夢分流臓腑の図

奇経八脈

奇経八脈についての研究も長い。

今、古田久明氏によって講義録がまとめられ、理論面はほぼ完了し、後は症例を張り付けるだけで上梓は近い。

ところが、臨床と理論展開により、まだまだ、発展しそうである。このようなことを言っていると、いつまで経っても出版できないから、できた分から活字にしなければならない。さて、これも、『内経』から掘り起こさねばならぬ。

『内経』の時代には「奇経」という概念はない。いや、部分的にはあるにはあるが、まとまっていないという意味で、ないといえる。「八脈」の各脈の中身・流注、病証の一部は出揃っているのだが。

概念が定まってくるのは後漢の『難経』二十七難である。

しかも、二十六難では「絡脈」との関連を示唆している。

「……陰絡者、陽蹻之絡也・陽絡者、陰蹻之絡也」。

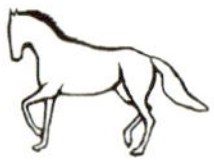

実験考古学

実験考古学という学問が最近とりざたされている。類推される可能な限りでの条件をふまえて追試し、そのものの機能を計ろうとするものである。物の運搬に使用されたという「修羅」や、大陸と日本を往来したとされる「古代の船」がよく知られている。

「古代船」は遺跡から復元され、潮流と風向きを鑑みて実際に朝鮮半島を出帆し、北九州を目指して流すという。往事どの程度の日数を要したか等のことを推定するのである。

特定の遺物を取り上げ、古書をひもとき照合したり、もしくは文献学上のみの方法によって「物」の働きを推定するのとは大きく異なる。

つまり、「古代の物」を手にして、直接生活の場に持ち込み考察する手法のゆえに、古人と同じ次元でなされる、極めてリアリティに満ちたものであるからだ。

ところで、本年、学術上の二度の訪中にて北京の「医史博物館」を訪れ、西漢墓（河北省満城県の劉勝の墓。紀元前一一三年に埋葬されたという。一九六八年に発掘された）から出土したとされる「金鍼」、「銀鍼」のレプリカを購入できた。

早速、筆者専属の「鍼師」柿田秀明氏に依頼し、精巧に復元してもらった。

驚くほどの効果が得られた。『霊枢』本輸篇で説く要穴、「井《せい》」、「滎《けい》」、「兪《ゆ》」、「経《けい》」、「合《ごう》」、とりわけ陰経の「兪」……「原穴」への施鍼は眼をみはるものがある。

今、このような追試は始まったばかりで結論を急ぐわけにはいかぬ。がしかし、古代鍼の内、明らかに三稜鍼《さんりょうしん》（鋒鍼《ほうしん》）を除いた他の五つの鍼は、刺入することはほとんどなかったようである。それは刺入する構造としては不可欠な「龍頭」の部分が捻る形状になっていないことが一つ。更に鍼尖の形態が刺入できうるものではないこと……一歩退いて保存状態の悪さから鍼尖の鋭利さが欠けていたとしても、鍼体の太さからみて、少なくとも現在の毫鍼の如く刺入することは不可能と考えられる。

『鍼経』※によれば、全身各所の「穴」は、「井滎兪経合」の要穴に代表されるという。『鍼経』、『素問』はこの古代鍼の存在した時期にほぼ完成されたものになっていたことを勘案すると、前記の主張が更に明確になってくるとは言えまいか（この古代鍼が当時の一般的な鍼であったか否かは不明であるが）。

ちなみに、古代鍼の形状を記したものは、『霊枢』九鍼十二原、小鍼解、宮鍼、九鍼の各篇に詳らかである。そうして後世、これに基づいて描かれた絵図は、中国・元代『済生抜《さいせいばっ》萃《すい》』を始めとし、明代の『古今医統《ここんいとう》』と『類経図翼《るいけいずよく》』、更には『鍼灸大成《しんきゅうたいせい》』がこれに続き、後世、これ等を原図としている。が、出土した古代鍼とは大きくその趣を異にしている。

※『霊枢』九鍼十二原
「……経脈十二、絡脈十五、凡二十七気以上下、所出為井、所溜為滎、所注為兪、所行為経、所入為合、二十七気所行、皆在五兪也。節之交、三百六十五会、知其要者、一言而終……」。

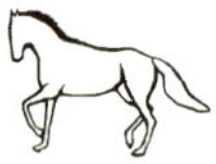

学術交流

二〇一〇年九月二十日、広州中医薬大学との学術交流を行った。

二〇〇七年九月二十七日、鄧鉄濤終身教授（中国国医大師）、帝塚山学院大学教授・杉本雅子先生の取り持ちで、広州中医薬大学と北辰会は学術交流の締結をなした。

今回で第四回目である。日本側は筆者と内経気象学の橋本浩一氏が代表で行った。

まず、内経気象学の講義がなされ、質疑応答に入った。中国側からかなり高い評価をもらう。加えていくばくかの質問があったが、ある意味、新しい「トータルな内経気象学」については賞賛。中医学にこのような内経気象学が存在したかという問題点では未だ明らかにならなかったようである。

さて、筆者は「打鍼」についての講義。挨拶は中国語で行う。

多くのファンが取り巻いた。「打鍼」を用い様々な実験を行った。熱気が大いに漂う。

途中、日本と中国の医学交流の研究テーマの一つとして、靳士英教授が「打鍼」の歴史について紹介。加えて昨年来日された折、わが診療所を見学、更には「打鍼」を体験されたことについて述べられた。

色々質問が出されたりしたが、終始温かい雰囲気で大いに盛り上がった。

橋本浩一氏がいうように、世界に向けての第一歩のようだ。

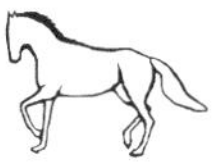

メッキ

金メッキ、銀メッキなどがある。

一般の金属を豪華にみせるため、表面を加工し金や銀の貴金属に似せることをいう。最近は技術が進み簡単に「剝げる」ことはないようだ。しかしは所詮は貴金属ではない。ニセモノだ。

学問、技術を専らとする文化にはこのニセモノが多い。鍼灸はその最たるものではないだろうか。

一見ホンモノとニセモノは見分けが付き難い。だがホンモノは「剝げる」ことがない。土壇場にくれば、よく判る。

医学とは人を癒すことをひたすらとする。が、事の良否を明らかにするため、悪化実験をすることもある。

愚人の「鍼灸には悪化させることができない」等の言に迷わされてはならない。

このため、筆者は敢えて「実験」を成した。

鍼で身体を悪くすることができるか

薬と毒は表裏といわれる。

かつて「トリカブト殺人事件」で話題になった「トリカブト」、キンポウゲ科の多年草。秋、美しい紫色の花を咲かせる。この美しい花の根茎が附子《ぶし》。トリカブトである。

用い方次第で作用は大きく異なる。

処方する人の身体の状況によって、「心不全」や「激しい痛み」などに劇的に効果を見るが、身体に不似合いの量を盛れば、人を殺すこともありうる。

ある著名な鍼灸家はいう。「鍼灸は身体を好くすることはあっても、悪化させることはない」と。異なことである。鍼も薬と同じだ。

北辰会の夏季研修会で代表、デモンストレーションを行った。

ある健康体モデルを選び、鍼で「気を大きく歪ませる実験をした」(『霊枢』にいう「乱気」である)。驚くこと無かれ、彼は大きく苦悶を示し、「先生、息苦しい」と訴えた。直ちに処置を加え、速やかに回復に向かった。

ある著名な鍼灸家が如何に「平可通《はんかつう》」であったか。このような指導者がいること自体、医学の大きな問題。世界の「日本鍼灸」と叫ぶ前に、解決せねばならないこととは言えないだろうか。

一心不乱

鍼を持ち鍼を操る時、集中することは当然。

「患者さんの病癒えよ！」の思いを貫くことだ。

この一瞬の思いが一点に集まってこそ鍼が生きる。

無論そのための学問、技術が必要であることは言うまでもない。

殊に鍼は「気」を操作するものだから医療者の心持ちが大いに反映する。

迷いと雑念で事に当たってはならぬ。

真剣勝負

つまらないドラマなどを見るより、スポーツ番組のほうが楽しめる。

スポーツの実況は各選手の必死の姿がある。勝負を賭けた人の真剣味が窺える。

わが鍼灸界には未だ真剣さが希薄だとの思いは筆者だけだろうか。

学会といってもあまり期待できない。学会自体の取り組み、内容もそうだし、学会の形式さえも幼稚である。発表者の内容をみても「学会」の権威を落とすものも少なくない。

また、一見解としても、歴史と現実にそぐわない中身の研究などはがっかりだ。

この医学は医学だと絶叫したい。

医学としての直向《ひたむ》きな思いが伝わってこない。大切な人の命を守るものがこれで良いのか。鍼狂人は嘆き悲しむ。

命を賭けた真剣勝負でなければ、真実を幹とする歴史と伝統のこの医学に申しわけない。

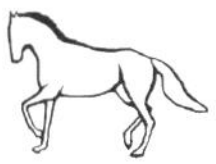

鍼の医学

鍼灸を学ぶ若い人達へ一言
―講釈師見て来たような嘘をつき―

まずこの医学に自信をもっていただきたい。

三千年は超える歴史と伝統がある。

この業界には不真面目な人も結構いる。かなり有名であり社会的地位についている人でも要注意。平気で嘘をつく人もかなりいる。風評、うわさで判断することは危険。

もし、不確かな情報や不審な点があれば、自分の耳で自分の眼で確かめること。

ひたすらこの道に邁進し、この医学が素晴らしいということをこの身で確認している。

今の若い者は……

今の若い者は、というのは年寄りの立場だ。年寄りも若い時があった。水戸黄門が最初からお年寄りであったわけではない。みんな若い時はある。

問題は、若き彼らが信じるに足るものかどうかである。

若いアーティスト達の音楽は、最初は違和感を覚える。だが、じっくり聞くと、彼らの言わんとする熱が伝わる。

この医学が連綿、悠久と伝わるのは何故か。

いつでもその時代の病気、病因をこの医学の思想で理解し、その上で人々の病を治したからだ。不死鳥的存在。この医学の能力は優れて、時代性と地域性に柔軟な捉まえ方ができるからだ。それこそが、太極・陰陽論である。

故に、この「若さ」がこの医学を生かしてゆく原動力なのである。

古典に縛られ、文献の片言隻句《へんげんせっく》に囚われていては覚束《おぼつか》ないことを知るべきである。

伝統の「文言」は永遠性を謳っている。

その時に生きている医学・実践こそ伝統医学なのである。

診る

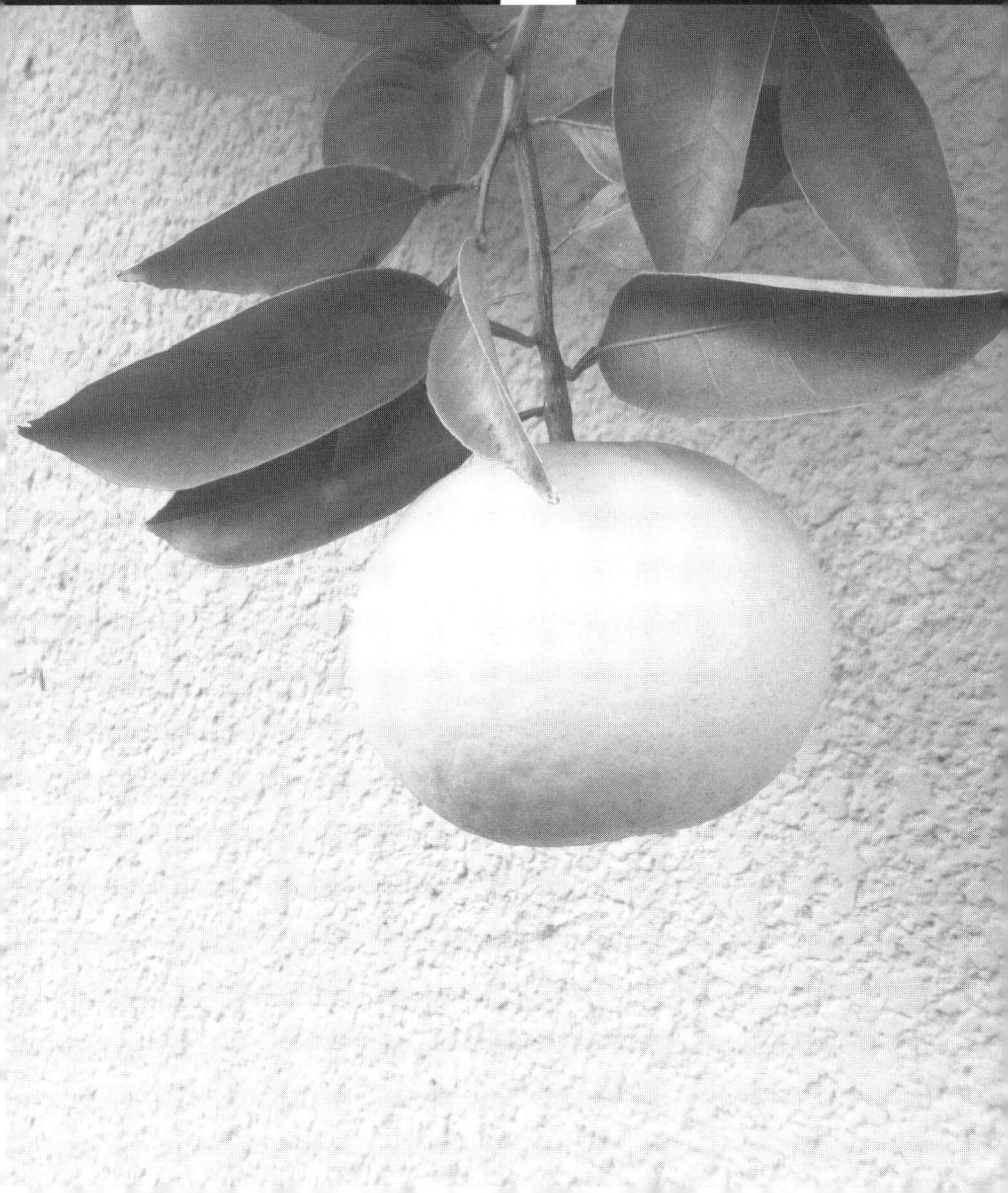

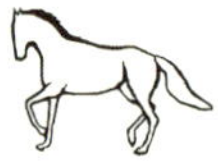

診る

毎日の診療

よく飽きずに日々診療できるものだと我ながら思う。

身体が弱くあき症だった昔を振り返る。

今や毎日が楽しみである。毎日通院して来られる人々の身体と心と魂に学べるからである。いや実に面白い。生物としての人、心・精神の持ち主としての人、底から支える魂としての人、等々。

医学としてみる生物学的人、日々大きく変化する。

「病の応は体表にあらわる」（身体の中の様子は体表にはっきりと表われる）とは古の書。

身体を撫で回す。昨日は確かにあっちに反応していたのに、今日は全く異なるところに出ている。治療戦略としてどのツボを使おうか、と。

また、新たな身体の法則が見えてくる。退屈するどころか、眼《まなこ》をカッと見開く次第。

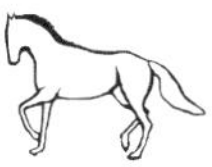

顔が変わる

日々多くの患者さんを診ているといろんな事に気づく。

連続して来ている患者さん。姿勢が変わる。

整形外科疾患は無論のこと。内科疾患で来ている人でも。体調が悪い時は前傾。良い時は姿勢が好くなっていることが多い。その他諸々の疾患においても姿、形が変化する。

よく観察していると、様々なサインが見て取れる。正に、人としてのパワー「力」の多寡がわかる。良くなると笑顔が多くなり、悪化すると暗くなる。

患者さんは観察の対象だが、逆も大いにある。

暗い表情で訴えかける。先生調子悪いんじゃないですか？

ドキッとする一瞬。患者さんはよく診ておられる。

医療者はいつも元気でいなくては……。

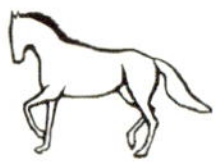

患者さん

自分が病まなければ人の苦痛が解からない。小生は幼児よりしばしば病気した。病気をしたことのない医療者には患者の気持ちが理解できない。あまり健康で病気知らずの彼に掛かると病者は不幸。

今、鍼の医療者として四十七年のキャリアがある。不思議なことにあれだけ病気持ちだったものが、患者さんを診るようになって元気になった。患者さんに教わることは多い。それは現在でもだ。

病める人たちは苦痛の故に、最も「その人の人間臭さ」を表現しておられる。痛み、それは苦痛の最も過激なものの一つ。

痛みが取れやすい人、取れにくい人、多くはその人の性格に左右される。

患者さんは今日も叫んでいる。何じゃカンジャと。だから、患者(さん)という。

でも叫びは人としての苦しみから発している、ということを理解すべきだ。

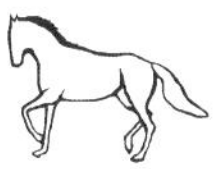

診る

気象

大自然の子であるのが人、との意識はこの医学の常識。

温暖から寒冷への変化は人に大きく影響する。

脈も沈むが体表のツボの気も深い位置に居る。よって体表観察をする場合、掌《たなごころ》、指を常より強めに押し付けて診るがよい。逆に、冷たいから暖かいへと変化すれば観察もこれに従って軽くする。

ウエットから急にドライと乾湿計が示せば、術者は既に肌でこれを敏感に察知できねばならない。「燥」は皮膚や粘膜を損なう。殊にいつも潤っている粘膜は大きな損傷を受ける。寒冷の気と合流すれば忽ち扁桃を腫らし、小児の発熱のもとになる。また皮膚においても、乾燥するアトピーは忽ち悪化する。

いずれにしても、自然界、気象の変化を意識できないようでは、この医学をやる意味は薄い。肺は乾きと皮毛を司る臓と古典は教えている。

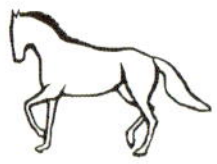

診る

問診

問診は患者さんへ直接に、或いは保護者に患者さんの病についての情報を聞くことだ。ただ、病の情報（症状）についてのみならず、病に至った経緯を当人の生活状況から判断せねばならない。それも一般状況・飲食（飲食物の内容・種類、またその摂取量や定期的に摂っているかなど）、排便（排便の回数、通常日に一回であり、その性状はどのようなものかなど）、女性生理（年齢に応じた量と期間であるかどうか、その性状や生理痛の有無やその時期について）等……の情報を含めての内容である。

さらに重要なことは、これらの情報がこの医学独自の哲学思想に照らしてどのような意味をもつのかを鑑みてなされねばならぬことである。

例えば、便秘一つをとっても、まず、正気の弱りから来たものであれば「虚証」の範疇に入る。これが老人の場合であれば「陰虚」（津液不足）などが多いし、それがどの臓腑とのかかわりなのかを弁別する必要がある。また、邪気実「実証」から来たものであれば、邪気は何か詮索せねばならない。常にイライラしておれば「気秘」つまり「気滞」から生じたものだ。

このように便秘だけを取り上げても様々な原因から成り立っており、これについての幅広く、深い認識を持つ必要がある。筆者の診療所では二時間弱の問診時間を設けている。

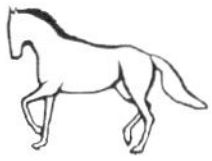

体表を診る

指で或いは掌《たなごころ》で軽く触れて解るを最も好しとする。

四十五〜六年かけて得た体表観察の到達点だ。

初発には圧痛を専らの手段としていた。時間を掛けて体表をよく窺うと様々な情報が隠れていた。かような経過から最もよい観察法がフェザータッチであることが分かった。

生体、中でも体表は極めて敏感な部位であり、ちょっとした外界からの「信号」に対して瞬時に反応し変化を見せる。

だが初心者には難しいことは間違いない。それがたとえ感覚の優れた者であっても……。

ではどうすればよいか。

当人の分かる範囲の軽い触れ方で、最終的にはフェザータッチを目標とすればよい。分からないのに、ただ最終目的のみの方法でやっても意味がない。

ところが、かなりの年数キャリアがあるのに何時までも皮膚に手指を強く押し付けているようでは何時まで経っても上達しない。

かつて述べたように、生体は外界、殊に気象の影響をよく受けてツボが浮いたり沈んだりするので、このことにも注意を払う必要があることはいうまでもない。

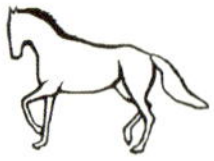

ツボの不思議

不思議なものだ。ツボの存在。病を診たて病を癒す。病の動きが判る。

左右の反応が、平衡の法則に従って時が経てば、右左と移動するのは順。動かないのは逆。順は癒えやすく、逆は治し難い。

ツボが浮いてくるのは順、沈むのは逆。

鍼をツボに触れ、或いは刺して発汗、弛緩が治まるのは順。

無汗、緊張が汗かき緩めば順。これらの反対は逆。

更に、脈や舌がこれに従えば大いに効果あり。

更に問診による諸症状がこれに伴い消失の方向にゆけば順。この反対は当然逆。

ツボの左右差

体表の観察は面白い。

ツボは左右対称に配置されている。この左右の違いをよく診ると虚実が明らかだ。

また、これに従って左右のどちらか一穴に鍼をすると、多くの病は改善傾向となる。

これにお灸で対処するなら、初発には左右の熱感の相違がある。これに幾壮かすえてゆくと左右の熱感が調う。すると病は改善傾向となる。また、早く調えばより一層癒えやすくなる。逆に壮数が増えると悪化だ。

体表の動きは様々なことを教えてくれる。

数多いツボの処置、「丁寧」な治療には分からない。

このような事に意を払えば、病の順、逆もよく判断できる。

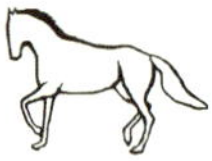

舌診

舌診を鍼の診療に取り入れて久しくなる。

最初の著作『鍼灸舌診アトラス』は一九八三年が初版だ。凡そ三十年前である。子供の熱病が治せなくて葛藤する中で生まれ出た発想だ。

当初、古典派と呼ばれていた人たちに随分と批判攻撃を受けた。ところが、今では、各専門学校、大学では正規の授業内容となり、国家試験にも採用されている。

最近では一段と内容が濃くなっている。従来では（中国・清朝まで）舌背のみの観察であった。ところが、今では舌腹（舌裏）にまで及ぶ。

後に詳しく述べるであろう。

さて、本診断法は病の陰陽（八綱・陰陽、表裏、虚実、寒熱）に長けている。よって、「熱病」処置に不可欠な診断法である。今もって鍼灸家で、熱病を自在に治せる人は多くないはずだ。

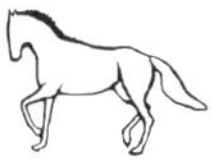

舌一枚

二枚舌というのがある。嘘のことだ。

だが、一枚の舌が表現するのは実に身体全体の状況を陰陽的に示す。

健康な赤ちゃんが表わす舌は正しく健やかな姿を映し出す。

舌本（舌の本体）は美しいピンク。舌本の上には薄い苔が生えている。

これが陰陽和平の健全な人の姿だ。

舌本と苔は身体の基本的な陰陽・寒熱・表裏・虚実を示す。

舌本の赤みの増減は寒熱を示す。赤みが強ければ熱、これが白っぽくなれば病が冷えの傾向。舌上の苔の厚薄は、表裏、つまり、病が浅いか深いかを物語る。苔が薄ければ表、厚ければ裏。 出された舌の力強さは虚実を示す。

虚実とは病の趨勢だ。戦に例えれば、勝ち戦か負け戦かを判断する基準。

そして、これをまとめるのが陰陽。これをひっくるめて八綱陰陽という。

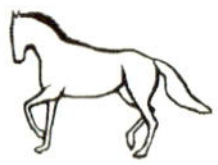

脈診

脈診は素晴らしい。だが、脈診のみで全ては判らない。

古の名人については言葉を欠く。われは名人ではないから。

だが、一つ、「脈で全てわかるという人」に言いたい。

ショックを起こした人の脈はほとんど触れない事実を貴方は知っているかと。

この点で「脈で全てわかる」という人の言の怪しさがわかる。

「全て」が脈でわかるということは、ショックを起こした人の脈を知らないということだろう。或いはそんな病人は診たことがないというなら、医療人としてかなり「おめでたき」存在、程度が低いというべきか。

私の著した『胃の気の脈診』（森ノ宮医療学園出版部）の真実を一度読んでほしい。

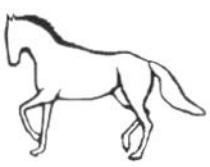

香りと臭い ―東洋医学の感性―

この医学は五官を極めて大事にする。客観を踏まえて主観を包み込むからだ。患者が訴える情報は極めて主観的だ。昨日はこれで、今日はこれが辛い、という。でもこれこそが命の叫びである。対応は、感性が必要となる。だから、三千年の時を経て未だ健在である。

様々な患者の個性と病の移ろいが鼻を通じてわかる。肝臓や腎臓の病の変化は嗅覚こそが頼りとなる。老人臭は、樹木が枯れるように水分が欠乏し、相対的に熱を生じる。「陰虚内熱」という。これがあらゆる邪気を炙り出し、特有の臭いを発する。

多くの女性はオーデコロンを身に纏う。柑橘系が多い。香り高さは女性故の繊細な感覚による戸惑いを大いに鎮めてくれる。「気」をめぐらす大切な香りである。接する人にも好感を与える。

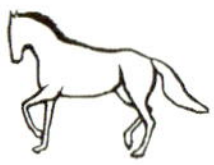

掌を返す

掌《たなごころ》を返すとは、人の心や態度が急変するさま、を指す。もとある気持ち、行動を覆《くつがえ》すことをいう。

掌は人の考え、思想、行動を刻印している。手のひらは、その人の過去、現在、そして可動性のある一定の未来をも示している。これに気づいたのは今から三十年前に遡る。患者さん理解に大いに役立つ。「筆跡にみる心のひだ」も然り。解説は以後に……。

仏様の掌は美しく整っている。仏様を拝するとき、お顔もそうだが、手のひらに何時も感動する。仏様の様々な願いを示す印。衆生済度のためのお姿だ。

掌は人の心の軌跡を確かに映しだす。

患者さんとともに❶

長年この仕事をやっていると様々な出会いと別れがある。

初めての患者さんと玄関口で、或いは廊下で出会う。

一瞬互いにみつめる。まず眼差しを、そして素振りを、また服装に注意し、軽く会釈して様子をさりげなく窺う。

人なつっこくする人。憔悴しきった面持ち。風体に合わざる服装。動き、行動に異常がみられる人。或いは極ノーマルな人。

このほんの数秒で多くの情報がみて取れる。出会いはかくして始まる。

内弟子で彼の問診をする人に耳打ちする。彼の人の特徴、癖が、かくかくしかじかと告げる。もう既に患者さんとのコミュニケーションがなされている。

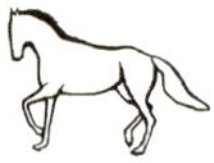

患者さんとともに❷

いよいよ問診室へ入ってカルテをとる。

その前に、患者さん当人にカルテの氏名、住所、一般状況についての項目に記述してもらい、イエス、ノーの〇つけをも記してもらう。対応できるなら何歳の子供、老人でもよい。いずれ一冊の書にまとめるつもりだ。

これは「筆跡にみる心のひだ」として、患者さんの今来院してきた気持ちが率直に表現される資料として、かなり有難い情報となる。

例えば、当人の名前とこの人の紹介者の氏名の記載を比較する。

「自信」のあるものと「自信のないもの」はまず字の大きさ筆圧に表現される。

つまり、当人の名前と紹介者の記述を比較するに、「当人」のものが紹介者のそれに比べて字の大きさ筆圧が強ければ、これは紹介者はあまり「尊敬」されていない事が多い。多くは「予後」不良。この反対であれば、紹介者を敬っている事を示す。多くは「予後」良好。このことから、この患者さんの気持ちを把握し、今後の治療の難易度を測ることができる。

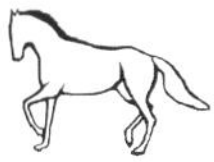

患者さんとともに❸

ついこの前までスッピンで化粧していなかったのに、今日はメイクが美しい。

多くの場合、病が良くなりつつあることを示す。笑顔とともにあればなおさらだ。

この逆は、何かある。苦痛に歪んだ面持ちであれば間違いない。

女性がそれなりのオシャレをするのは当然。女の人の自尊心は美しさにあるからだ。その人柄、年齢等々に左右されるが……。

よって、装いによって女性の自意識の程度が測れる。これが分かると化粧、服装、持ち物、アクセサリー、履物などは資料として重要な意味をもつ。

微妙に異なる日々の変化は心情の移ろいを映す。

診る

患者さんとともに❹

顔面には人としての「刻印」がある。殊に年いった人達の「刻印」は興味深い。皺《しわ》の入りはその人の精神史を示す。人相見の見解もなかなか参考になる事が多い。

いくつかの例を示そう。

まなじりの上、眉毛と眉毛の間、「印堂」に縦じわがある人。険悪な思いで人の世を生きてきたのだ。この皺が深ければ深いほど深刻だ。もし若い人であれば生き方をよほど転向しなければ終生不幸となるだろう。

貴方がこれを試そうとすれば、鏡の前に座って、この部に皺を思い切り深くしてみよう。現れる形相は酷く、この折の気分は実に嫌なものであることが解ろう。

患者さんとともに❺

顎の承漿《しょうしょう》※の下に肉の塊が隆起する場合。

これは、己の自信喪失の結果の自己顕示欲を示すものだ。

年寄りのある種の人々。政治家には殊によくみられる。

一口にいえば、俺は偉いんだ、という自己表現なのだ。加えて両方の口角が大いに下方に引き下がっていれば間違いない。

このように、顔面には皺と隆起によって当人の生き様が反映される。これと同じように、ホクロ・シミのでる部位によってかなりのことがわかる。

※承漿……顎の真ん中。任脈。

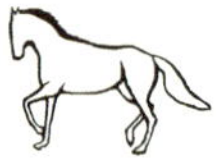

患者さんとともに❻

先に述べたように、顔面の皺はあらゆるところにできる。

鏡の前に立ち、己の顔であらゆる箇所に皺を作ってみるがよい。

眉間に縦の皺をつくってみよう。その時の気分を探るのだ。決して良い気分ではあるまい。むしろ、イライラするものだ。

そう。だから高齢者にこのような皺が深く刻まれておれば、長年にわたりそのような精神生活をおくってきたことが判然とする。

顔面の表情筋を日頃から鍛錬し、様々な部位に皺を作りその部位に皺を寄せた場合、どのような気持ちになるか試そう。

話を進め、シミ・ホクロの問題にゆこう。

シミ・ホクロは全身各所に出る。多くはその出ている部位と経穴とが一致しており、「病めるツボ」を物語る。更に、これが慢性的に病んでいる。よくみられる背中を観察してみよう。膈兪《かくゆ》（☞**図7**）から上は座位でみるがよい。よくみられるものから説こう。

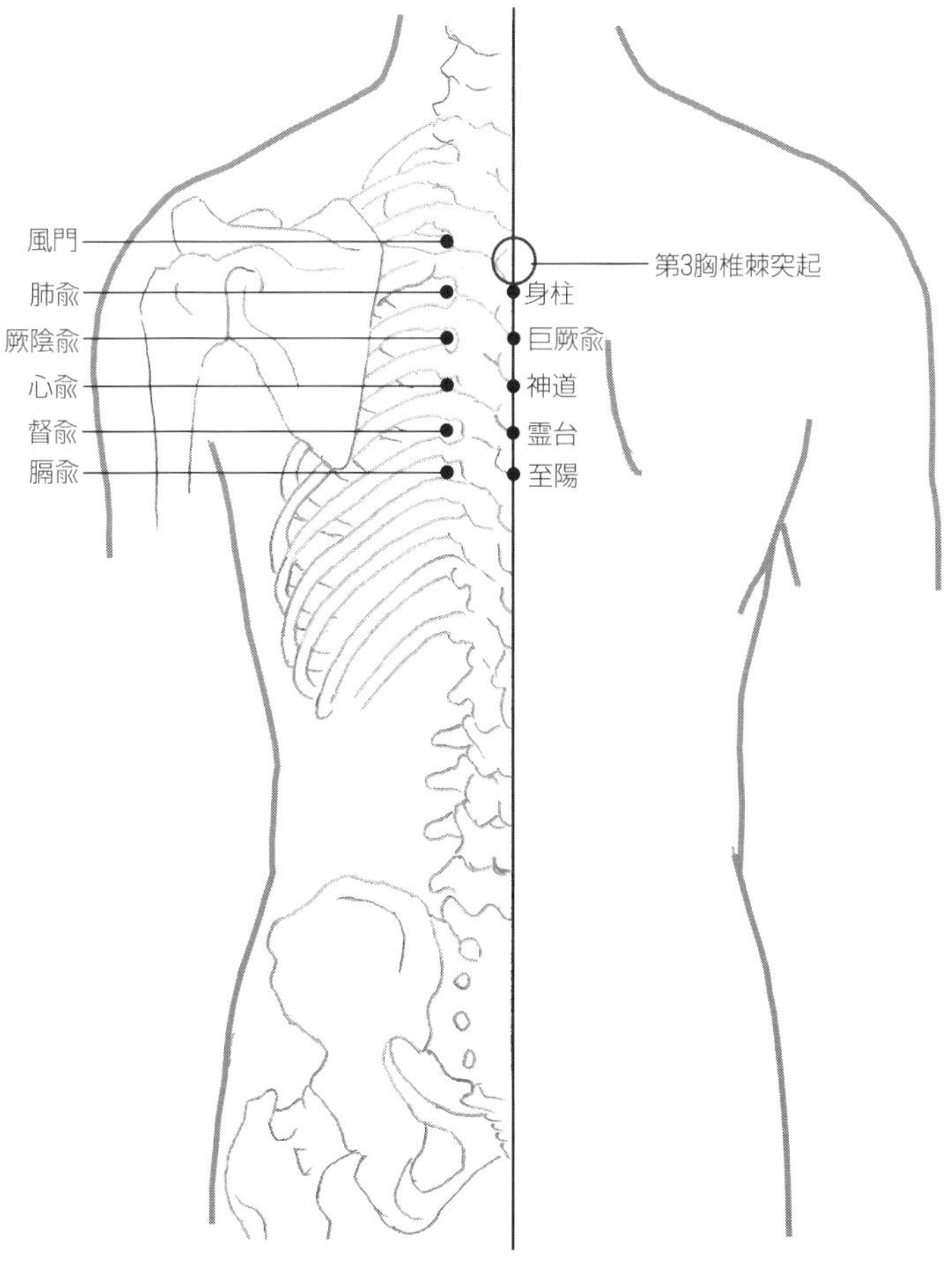

（図 7）背部の兪穴

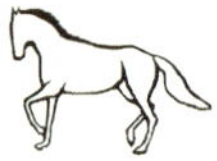
診る

患者さんとともに❼

シミ・ホクロを生じる故は色々あるようだから一概に言えない。

だが、経穴と一致し病の状況や病歴を示す事はかなりの確率で言える。

「風門《ふうもん》」※、「肺兪《はいゆ》」※あるいは「身柱《しんちゅう》」※にシミが集中してみられるものがある。加えて、これら穴処に皮膚の異常、つまり、周辺の皮膚に比べて冷えがあったり、逆に熱感があれば間違いない。或いは健康な皮膚に比べ弛緩、逆に緊張があればやはり問題。

穴処にこのような異常が見られず、シミ・ホクロがあれば、今の病ではなく過去に病があったことを物語る。むろん、穴処の皮膚に異常があれば、過去から現在に至るまで「ずーっと」病体であることが言える。

「風門」、「肺兪」、「身柱」にシミ・ホクロがあれば、慢性的に肺気を病んでいることが多い。風邪をひきやすい、喘息、その他の呼吸道の異常、または呼吸器疾患を患ったことがある。もしくは今も病んでいることがある。加えてこの部位の脊柱に変形が見られれば、かなり深刻。大人で現在呼吸器の疾患がなくとも、小児の折、喘息の病を患った経歴がある。当然、今そのような病いはなくとも、また病気する可能性はある。

これから述べる各穴処でもこの観察と所見は同じだ。

※☞131頁「**図7 背部の兪穴**」を参照。

患者さんとともに❽

次に、「厥陰兪《けついんゆ》」※、「心兪《しんゆ》」※、「巨闕兪《こけつゆ》」※、「神道《しんどう》」※について述べる。

この部は極めて重要な意味を持つ。「厥陰兪」、「心兪」、「巨闕兪」、「神道」※にシミ・ホクロがあれば、大きな問題。

これが、左より右に多く、右の穴処の反応の強いものは生死に関わるので、その他の脈、舌の所見を中心に多面的観察から順、あるいは逆を診立てる必要がある。

※ 131頁「図7 背部の兪穴」を参照。

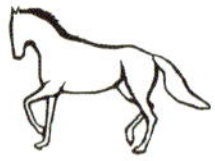

診る

患者さんとともに❾

督兪《とくゆ》※1

ここにシミホクロがあれば、心、肝、脾の各臓腑経絡※2の異常。殊に、心、肝の臓腑経絡の異常が現れる。臓腑どうしの関わりは色々ある。が、心、肝の臓腑経絡の関わりは深い。肝の慢性的病によく出る箇所だ。疲労も多々あるが、肝に関するものは極めて多い。

霊台《れいだい》※1

『素問』刺熱論にいう「熱病氣穴……三椎下間主胸中熱、四椎下間主鬲中熱、五椎下間主肝熱、六椎下間主脾熱、七椎下間主腎熱」と。

つまり、「肺兪」の真ん中「身柱」は胸中の熱。「厥陰兪」の真ん中「巨闕兪」は隔中の熱。「心兪」の真ん中「神道」は肝の熱。「督兪」の真ん中「霊台」は脾の熱。「膈兪」の真ん中「至陽《しよう》」は腎の熱。ということになる。

※1 ☞131頁「**図7 背部の兪穴**」を参照。

※2 ☞『臓腑経絡学』藤本蓮風監修、森ノ宮医療学園出版部。

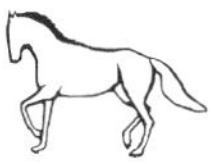

より正確なカルテをとるために……いかに正しい情報を得るか❶

1 患者さんは、問診者の意向に沿っていつも正しいことを述べているとは限らない。患者さんの言うことを鵜呑みにするな。

① 患者さんは自分の主訴にこだわる。
② 知られたくない内容があることがある。
③ 自分の主訴に直接関係ないことには無関心。逆に自分の主訴に関係することはオーバーに表現し、場合によっては病を重く表現することがある。

まぁ北辰会方式の診療の簡単な盲点がある。望聞問切をやってそしてこういう弁証の過程を経て病因病理、という事に行くわけだが、皆が一番失敗するのはハッキリ言ってここの段階。正しい情報を取っていないから、弁証してもあまり意味が無くなってくる。

で、何故その正しい情報を得られないかという話を徹底的にやってみよう。

正しい情報を得たら情報処理、そして弁証論治、どういう治療をするかという事になるわけだが、その前段階での正しい情報を得ていないわけだから、それが非常に問題。

丁寧には取っているけれども、それがあまり弁証の中に生きてこない。

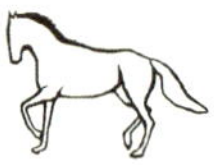

より正確なカルテをとるために……いかに正しい情報を得るか❷

❶ 患者さんは、問診者の意向に沿っていつも正しいことを述べているとは限らない。

これがまず大事だ。どうも患者さんの言う通り。それはある程度は聞かなくてはならないが、患者さんがいつもこちらの意向に沿って正しいことを言っているとは限らない。そこで我々はカルテを見て、どうも奇怪しいぞと疑ってかかるわけだ。だからここで、患者さんの言うことを鵜呑みにするな、ということになる。

それではなぜ患者さんが正しいことを言わないかということで、三つ挙げた。

①患者さんは自分の主訴にこだわる。

「先生ここ肩が痛いのです、肩だけ」というような感じでやってくる。患者さんはそんなものだ。それを治す為に、色々聞くのだよということを噛んで含ませるように言わないと、もう自分の勝手なことを言う。

酷い場合はわけの判らないままでカルテを付けて行く。これはもう労多くして益少なしということ。患者さんというもの自体が、こういう傾向にあるので、それを何とか修正して聞き出すということが一つのポイントである。

②知られたくない内容があることがある。

これだけは知られたくないという、そこをごまかそうとする。上手に問診をすると、これは何か奇怪しいな、何かあるなと。裏を取って行く、段々と。

警察の捜査と一緒。そういう意味では警察はよくやるではないか、思い込み捜査というヤツを。カルテを取るときに陥りやすい、思い込みというのがある。

加えて患者さんの思い込み。問診をする側の思い込みとの相乗効果によって、とんでもない情報を記載することとなる。ここが大事なのだ。

問診する側も、問診される側も思い込みを取り外さなくてはならない。

素直になる。患者さんを本当に救うのであれば、自らがまず素直にならなくてはならない。思い込みでこうじゃないか、ああじゃないかではなくて、素直になる。そして素直になって問診していると、患者さんも段々とこちらに素直になってくる。患者さんが素直でないということは、自分が素直で無いということだ。

③自分の主訴に関係ないことには無関心である。

いくら聞いても、「先生もうここが痛いのだから、ここが苦しいのだから」とやる。それを何とかなだめて、「いや、それを治すためにね、一見関係ないようだけれども、東洋医学ではこういうことを聞くのだよ」と。噛んで含ませるようにやって行く。一回で情報が得られなければ二回聞いてでも情報を得る。

漢祥院の場合は非常に忙しいゆえ、大体問診表の記入ができた順に、どうもこれは臭いなと思えば、それを突いて「も一回やれ」という。

患者さんに問診表を付けさせていいのだが、一つずつ本当ですか、これどうなのですかと、問いたださなくてはならないということ。

そして逆に自分の主訴に関係することは、オーバーに表現する。患者さんはそれを判って欲しいために、そういう風にオーバーに表現する。それが患者さん。場合によっては病を重く表現することがある。

例えば肩痹、肩の痹で外感がどの程度影響しているかなどを質問する。その時に風邪を引いたか、冷えるとどうなるか、雨天とか湿気の時はどうか。こういうようなことを聞くと、患者さんは「先生とにかく痛いのだ」と又言う。しかし、そういうことによって一つずつ病の本質が見えてくる。だからこれはキチッと答えて下さいよとやる。

また、主訴にこだわるということから言えば、自分で勝手に病因を付ける場合がある。こうだと思いますと。……ひどい場合は被害妄想がいる。あの人に会ってから、何だか肩が痛くなったとか。自分の好みでアイツが悪いのだと。何だかそう思ったら自分の気が楽になるのかもしれない。これは人間の心理、病人の心理だ。

べらべら喋るからと、よく聞いたら何も問診の資料にならない。本人の愚痴とか被害妄想的なことをべらべら喋る。それを何とか矯正してやる。

よくあるだろう。お腹が痛い。どうもあの人とトラブッテからお腹が痛いと。本当の場合もある。ところが関係ないヤツを結び付けて、アイツは嫌なヤツだからアイツのせいだという人がいる。

もう一つ具体例を言おう。お年寄りに多いが、友達が亡くなりお葬式に行って冷えてから体が調子悪いと。そうじゃない。死んだ事が気になって肝鬱でイライラしているのだ。けれども本人は葬式に行って体が冷えたからだと言う。

本当かどうか、一つ一つ証拠を挙げてやらなくてはならない。本当に冷えてなったものなら、お風呂で温もったらどうなるか。そういうように聞いていく。本当に冷えだというのなら、冷えをちゃんと証明していく。

それをやらずに、ただ患者さんが言ったからそうだと。それでは素人の段階だ。プロというのは、そこから見破って何故そうなるのか、そしてなぜ患者さんは嘘みたいなことを言うのかというところまで、思いを馳せなくてはならない。

そうすると、その人の全貌が見えてくる。

より正確なカルテをとるために……いかに正しい情報を得るか❸

先程の知られたくない内容があるということについて。

例えばあなたこの頃肥えたねと言うと、女性は絶対に怒る。ところが女性を怒らせると、本当のことを言う。こういう心理を知っているか。

本当に怒って治療に来ない場合もあるが……。そこまで怒らせないで、適当にちょっと怒らせてみる。そうすると、本当のことをポロッと喋る。「そういえば先生、この頃気になることが多いから、食べるとスッとするのですよ」、というようなことを言いだす。これはストレス喰いだ。こういうように工夫をしなくてはならない。問診して正しい情報を得るために、工夫して聞いていく。

大体人間というのは欲望が満たされないと、何か他の方法で欲望を満たそうとする傾向がある。ストレス喰いなんてのは、その最たるものだ。

人間とは何か、病人とは何か、そして患者さんを診ている自分も正しいかどうか。思い込み捜査をやっていないかどうか。これが非常に大事。

知られたくない内容の中には、やはり恋愛とか家庭内のトラブルがある。家庭内のトラブルなどというのは、あまり言いたくない。無いですか?と言ったら、はい無いですと。直接本人に聞けなければ、付いてきたご主人、紹介してくれたお友達に聞いてみるとか、息子さんにあなたの身体のことについて聞きたいから、ちょっと息子さんよこしてよとか、屈折して行くと、本当のことが徐々に見えてくる。

それから主訴に直接関係ないことは無関心ということについて、この間こういう患者さんが来た。

喘息でハアハア言っている。問診して「どうや」と言ったら、「ジッとしている時は楽だけど、動くとすぐに苦しくなる」と。色々な点から診てどうも奇怪しいから、一回こっちに歩いてみなさいと言ったら、確かにゼイゼイ言っている。だけどもスタスタスタッと歩いてくる。

本当に正気が弱って、いわゆる気虚型の喘息であれば、まず音が聞こえない。していても、喘ぐような小さい音、しかもスタスタ歩けない。このことからいうと、患者さんは自分の身体のことをオーバーに言って、シンドイことを訴えたいわけだ。それはその通り。けれども、それがどの程度のレベルのものか、じっとしていたら楽、動いたら苦しい、それは観察しなくてはいけない。ただ患者さんが言ったからそうだでは、だめだ。それは薬局漢方での丸つけ方式、そんなもので弁証はできない。

その患者さんに色々聞いていくと、それだけ息苦しい喘息を早く治してくれという割に、薬を何十種類も飲んでいて、煙草を一日四十本吸うと。ありえない。そこからまず疑ってかからなくてはならない。動いた時シンドイとかなんとか言っても、確かめに行かなくてはならない。

スタスタと歩く。確かにゼイゼイ言う。だけども動くことによって痰が動いたために苦しくなるだけで気虚によるものではない。じっとしていたら楽なのは、痰が動かないから。そう考えると、静止時にどうなって、動作時にどうなるかということで、形式的に虚実を分ける事ができないということを悟るであろう。お判りだろうか？これを皆やっているのだ。形式的にやってはだめだ。

ついでにこの患者さんでもう一つ言うと、お風呂に二十五分間入って、タラタラやっているらしい。おまけに仰向けに寝させると、スッと仰向けになれる。虚証であろうが実証であろうが、本当にひどい喘息の場合は仰向けにまずなれないのが通常である。

そんなことから、総合してみると、そんなに重い病気じゃない。

まぁ皮膚の毛穴が細かくて、怖がるから、古代鍼で三回ほど施術した。

たちまち症状が良くなってきた。

しかしあの旦那がいけない。妙に優しいものだから、必ずハアハアとやる。ああいうタイプはやはり旦那の方に耳打ちしておかなくてはならない。

「あんたちょっと知らないふりをしなさい」と。「大事にし過ぎていると、嫁さんは病気をするのですよ」と。

カルテというのはどういうものか、問診事項はどういう意味で聞いているのか、『実践から理論へ』パート2の中に詳しく書いた。

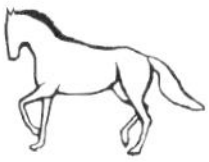

より正確なカルテをとるために……いかに正しい情報を得るか❹

④ 感覚的に鈍感な人がいる。
⑤ 心と体と魂は、一体であるが、相対して独立した現象を示すことがある（逃避現象）。
⑥ 患者の述べる状況を再現して確かめる。

感覚的に鈍感な人がいるということ。

普通ならこうなるはずなのに、何も言わない患者さんがいる。そこで関係なしというところに丸を付けたり、その問診事項を無視したりすると、とんでもないことになる。やはりその人が正常な感覚をある程度持っているかどうか、そこから疑ってかからなくてはならない。これはよくあることだ。この感覚的に鈍感な人は、自らを鈍感だと思っていないから、その辺りをこちらが講釈しなくてはならない。

例えば督脈上の圧痛が絶対出ているはずなのに、全然感じないという人もいる。本当は感じているのだが、そういう表現をしているのか、とにかくこちらの思うことと全く外れている。これはそういうつもりで理解してやらなくてはいけない。

実際には苦痛がどんどんあるはずなのに、あまり言わない人、先程の症例と反対。

ではどこで証明して行くか。脈診とか舌診とかその他の体表観察で、絶対動かない証拠を捉えていくということだ。そしてこれが本当に効いている、効いていないということ、鑑別をしながらやると、自信をもって患者さんに対処することができる。

それから鈍感なのだけれども、こちらが質問したことに対して正確な反応ができない人もいる。こちらがこう聞いているのに、とんでもない事を返してくる人がいる。あまり言いたくないが、特に中年のご婦人に多い。こういう患者さんたちがいるので、よほど上手に問診をしないと、とんでもない事を証拠にしてしまう場合がある。思い当たるだろう？

心と体と魂は一体であるが、相対して独立した現象を示すことがある。

これは逃避現象という。絶対良くなっているはずなのに、いや、良くなっていないという人がいる。身体を調べても、もうそんなに悪くない。ところが苦痛があると。苦痛、ちなみに英語で痛みのことをペインという。痛みと訳すが、正確には苦痛と訳すのだそう。

心の本当の奥底にある苦しみから逃げるためには、痛みに逃げた方が楽な場合がある。そんなものを丁寧に問診をどれだけやったところでこれはだめだ。本質的にもう心と体と魂の部分で、ばらばらになっている。そういう事を知っていなくてはならない。

この場合だが、よくよく検討しないと、その人が自殺する場合がある。これもたくさん経験した。どうもこれだったらこういう反応が出なくてはいけないのに、全然出ていないという場合、激しく魂が傷ついたために自殺する人がある。たまにいる。気をつけなくてはならない。その場合、はっきり出てくるのは胃の気の脈診だ。弦急脈《げんきゅうみゃく》が必ず出てくる。それから数脈《さく》が出てくるから、それで「あっ！」と思ったら、手を打たなくてはならない。

自分で手に負えなかったら、他の方法を考える。こういうことだ。

つねづね、私が陰陽は繋がって繋がらないという話をしている。まさしく心と魂と身体が一体であるけれども、相対して独立した現象を示す。こういう陰陽論をもって考えていないと、人間を捉えていないと、とんでもない捉え方をしてしまうことがある。

なかなか難しい。臨床というのはそういうものだ。簡単なものなら誰でも治せるけれども、ちょっと難しくなるとそういうところまで洞察できないことには、結局治せない。ああ俺は弁証論治だめだということになってしまう。

そうじゃない。むしろそういうところを細かに観察して、論理的に整理するところに弁証論治の面白さがある。「どんな先生にかかっても治らなかったものを、先生が治してくれた」と患者さんが言ってくれた時は、嬉しいものだ。

そのためにはこのような考え方をもって、キチッと患者さんを理解していないといけないということ。難しいねえ。

患者さんの述べる状況を再現して確かめる。

じっとしていたら何ともないけれど、動くとシンドイと。本当だろうか、試してやろう。こうしてみると、問診は問診なのだけれども、相当考えてやらなくてはならない。

何度も言う。カルテについて何故こういう問診事項があるのかについて、基本的な事をもう一回振り返ってみよう。何故こんな問診をするのか。そして形式的に摑むのではなく、患者さんの元の具体的な状況を再現してみる。こういう努力を怠ってはだめである。

より正確なカルテをとるために……いかに正しい情報を得るか❺

❷正しい情報を得るテクニックは。

①問診する時点で幾通りかのストーリーを考え、本命であろうストーリーの筋から外れる現象があれば、原因を考える。

②動かぬ証拠をもとに再度情報が正しい否かを確認する（問診においての）。

③体表観察を中心に。

問診する時点で、幾通りかのストーリー、即ち物語を考えて本命であろうストーリーの筋から外れる現象があれば、何故か原因を考える。

疲労感、この問題も中医学で幾つか書いてある。虚証のもの、実証のもの、その中でどうもこれが本命だと思えば、そういう考えで問診を取らなくてはいけないということ（目的意識を持って問診する）。ただ羅列的に取っても意味がない。

このストーリーを考えて、そのストーリーに沿って問診して奇怪しい所があれば、チェックする。こういう発想を持たないと、ヘタなりに固まってしまう。

いくら努力しても、その根本的な問題を解決しないと、いつまでたっても同じことだ。

何十年やったからこうだということではない。たった一例でも、丁寧にその本質を極めれば、後は同じことだ。だから症例を重ねることも大事だが、失敗ばかり重ねても意味がない。同じことを繰り返してはならない。同じことを繰り返すのを馬鹿という。

問診する場合に、幾通りかのストーリーがある。それに沿って考えて行くと、大体このストーリーで行けそうだなと思ったら、そのストーリーの中で奇怪しい、それから外れる現象があるはずだ。そこでもう一回初めからそのストーリーが正しいかどうかを考えなくてはならないし、その外れた原因が一体何なのかということを検討しなくてはならない。

このストーリーから考えるということと、例えば、お風呂の中での気虚症状が本当にあれば、汗が出る、それこそ息苦しくなるだろうし、動悸もあるだろう。そういう諸症状が掴めなければ意味がない。だからこういうストーリーと共に基本の弁証論治の、弁証の部分にかなっているかどうか、考えていなければならない。

動かぬ証拠を元に再度療法が正しいか否かを確認する。

例えば、酷い気虚であれば、こういう事がなくてはならないのに無いとする。動かぬ証拠というのは、まずどんな問診をしても、風呂にどれくらい入れるか。

前にこんな患者さんが来た。

胃癌の末期でもうだめだという。それを一年程もたせて、この間亡くなられた。癌の病因病理については常々話をしているように、正気の虚で邪実がどうかという事が決定的な因子なんだが、正気の虚がそれだけ酷くなければ、どんどん良くなる可能性がある。だめだとしても延命は充分にできる。

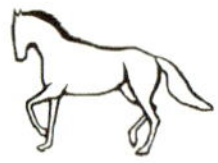

その患者さん、面白い事を言っていた。

「先生お風呂が好きでねえ」というから、「どれくらい入るのですか」と聞いたら、「四十分～一時間ですね」と。これはイケルなと思った。どれだけ好きでも、四十分～一時間入るというのは、余程正気がしっかりしていないと入れない。

動かぬ証拠というもの、動く証拠は中々確認できないが、動かぬ証拠、今言うように負荷試験、それから自らが取った脈診、舌診、体表観察、これをキチッと持って、その他の所で気になる部分があれば、もう一回取り直す。

動かぬ証拠をもって再度情報が正しいか否かを確認する。これ大事。これだけは最低限、誰でも認めるなという部分をキチッと取って、そこから翻って矛盾する現象があればもう一回問診をし直す。そしてこうすると病気が悪くなるというのであれば、再現しなくてはならない。

体表観察を中心に。

最低限、体表観察は丁寧にやってもらわなくてはならない。

かつてお灸の名人である澤田健は、体表観察だけで診断し治療し、予後の判定までやっていた。北辰会は幸いなことに、中医学の良い問診情報とプラスして体表観察をやる。これをキチッとやって行けば、慢性病を診ていても、急性病に応用できる。

急性病は問診できない事がたくさんある。

例えば、腎石疝痛などはコロコロ動いて、痛い痛いと動き回る。それから心臓発作を起こした患者さんはほとんど問診できない。

しかし脈を診たり舌を診たりして、平生から多面的観察を連ね、整合性のある理論を身につけておけば、身体を触るだけで「ああ、今この段階だな」ということがすぐに判る。

よってこの動かぬ証拠の重要な部分として、体表観察を非常に重視しなくてはならない。

より正確なカルテをとるために……いかに正しい情報を得るか❻

④急性病の順逆は、⑴舌診、⑵気色、⑶脈診で判断する。
⑤急性病の臓腑の異常は督脈と井穴で診る。
⑥慢性雑病で病のメカニズムを研究しておくと急性病に応用できる。
⑦治療結果より、再度情報が正しいか否かを考察する。

急性病の順逆は、⑴舌診、⑵気色、⑶脈診で判断する。
急性病の臓腑の異常は督脈と井穴で診る。

特に腹痛とかイレウスとかいうものはそうだ。加えて督脈上の圧痛と井穴診である。それが上手く行かない場合に、例えば右と左が極端に左右差が起こって来る。そうすると戻りにくい。その場合に督脈上の圧痛が出てくる。非常に面白い法則性を見出した。だから昔から急性病は督脈上のツボと井穴診でやれと言ったのだが、何故かということがやっと読めた。太極陰陽から、境界の部分に反応が出てくるのだ。

境界の部分を使ったら急激に戻すから、平生に使ってもいいのだが、下手すると却って悪化する場合も多い。私も実際この間失敗した。私は嘘を付かない。そういう事があった。誰しも失敗することはある。だから督脈を使ってもいいのだが、ヘタにやるとヤバイということは言っておく。

「急性病の臓腑の異常は督脈と井穴で診る」。これは昔から言っているけれども、正しい。そして今いう太極陰陽論からみても、督脈というのは非常に重要な意味を持つ。この事を更に展開すれば、任・督が左右をやるし、少陽胆経の少陽経が前後の境界、そして上下の境界は帯脈だ。皆これは太極陰陽の境界である。

太極陰陽の境界

左右の境界……任脈・督脈

前後の境界……少陽経

上下の境界……帯脈

境界の部分は最後の土壇場で助けてくれる。

帯脈の病証、「水中に座するが如し」。これは上熱下寒のような形になっているわけだ。少なくとも下焦の冷えはそういうことだと思う。

そうなってくると、『傷寒論』が言っている厥陰病、少陰病がどのように動いて行くかということも、皆読めてくる。太極陰陽論は面白い。

慢性雑病で病のメカニズムを研究しておくと、急性病に応用できる。

病のメカニズム、そしてそれは多面的観察をやった上でこれが判っていると、ああ今こうなっているなという事が予測できるということだ。

治療結果より再度情報が正しいか否かを考察する。

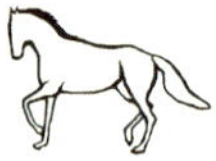

治療結果といっても、やはりその時すぐに出るヤツもあればなかなか時間がかかるヤツもある。場数をふんで来ると「ああこれは時間がかかっているが、これは良い方向に向かっているな」、「これだけ僅かな間でも、いややはりこう変化しなければならないのに、変化しないのは何故か」というようなことを考える。治療結果からこういうことを考えなくてはならない場合もあるということ。覚えておいて頂きたい。

一般的には上手く治療がいっておれば、それは正しいということになるのだが、上手くいかなかった場合、一応これは考えておかなくてはならないということ。

「繰り返し情報が正しいか否かを考察する」と。

より正確なカルテをとるために……いかに正しい情報を得るか❼

❸まとめ

① 人間、病人を熟知すること。
② 諸現象（病）は繋がりがあり、整合性を持つ。
③ 鋭い知性によって噛み分ける。治療者は自らの能力がどこにあるかを確認。
自分の意外な能力で病人を治している場合がある。

人間、病人を熟知すること。

人間とか病人をよく知っていなければならないということ。それは自分も含めて、どうかということ。観察者は自らのことが判らなくてはいけない。人のことは判るけれども、自分のことは判らない。これが大方の人間だが、しかし自ら反省すれば少しずつそれは見えて来るはずだ。自分の関心があることは意識するけれども、そうでない部分は適当にやる。自分の関心がある所はオーバーに表現したりする。そういう患者さんの心理、更には、女性心理というのがある。ネチネチッとした世界があればそれも知っていなくてはならない。

諸現象は繋がりがあり、整合性を持つ。

矛盾現象は全部とれるはずだ、必ず。全部論理的にほとんど切れる。切れないというのは、どこかが間違っている。

情報を収集する段階か、情報の処理を誤ったのか、治療法が正しくなかったのか。そういうことを一つ一つ点検すれば、必ず整合性がある。

鋭い知性によって噛み分ける。

知性である。感覚だけでやっている人がいる。動物的な。それも必要。必要なのだけれども弁証論治としては鋭い知性をもってこれを切って行く。

治療者は自らの能力がどこにあるかを確認する。

自分の意外な能力で病人を治している場合がある。

自分の治療者としてのレベルがどうかということ。スーパーマンみたいな人がいる。それは医療者として大事。患者さんが側に来るだけでスパッと治せるように。医療者としてはそういうパワーは必要だ。

ただ必要であるし人格みたいなものが働いて良いのだが、自分自身がそういうもので治していないかどうか、常に点検していないと、そのことに頼ってばかりいると、弁証論治の処理能力はだめになって行く。錯覚するならば、大変な大間違いになって来る。

だから患者さんがたくさん来たからといって安心していたらだめだ。少ないからといってがっかりする必要もない。こういう事を一つずつ丁寧に真面目に勉強を積んで行けば、必ずや弁証論治ができるであろうし、病気が治る、よって患者さんが増えるということだ。

より正確なカルテをとるために……いかに正しい情報を得るか❽

④**論理性を高める（陰陽論）。**
⑤**負荷試験、男性女性の各生理を大いに活用する。**
⑥**体表観察能力を高める。**

論理性を高める。

繋がって繋がらないというのは、やはり陰陽論理である。心と身体とは一体なのだけれども、また同時に独立した側面もある。こういう論理性を持っていると、弁証がしやすくなる。

負荷試験、男性女性の各生理を大いに活用する。

これは上手に聞き出すと、ほとんど動かぬ証拠の一つになる。非常に便利だ。

そういう意味で北辰会では男性用カルテを作って成果を挙げている。ただ女性生理は完成度が高いが、男性生理はいまだ未完成のレベル。しかし大体傾向が判り、非常に面白い。

中年以降のオッチャンはこれを書くのを嫌がる。書くのを嫌がったら、無理に書かせたらだめだ。後は嘘をつくだけだから。書かなくてもいいよと言っても、いや書きますと言ったら、それは大体本物だ。でも嘘を書くかな？

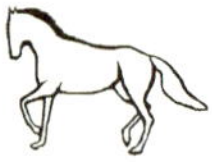

全てを一つずつ本当かどうか、何であれまずちょっと疑ってかからなくてはならない。それが非常に重要。そのことをちゃんと踏まえて丁寧にやれば、正しいカルテが付けられると思う。

体表観察能力を高める。

これはもうどんどん経験を積み重ねて高めていくこと。いまや掌の労宮の感覚で、色々なツボの変化を捉えている。

私のもとに来られなければ、私のもとによく来ている人から話を聞いて、そして状況を写せばよい。

人間について、そして病人について理解するといっても、相当色々な事を勉強しないといけない。身の回りの人達の動きから考察しなくてはならない問題。なかなか大きな問題が横たわっている。しかし、一つずつそういう事をクリアーして行くならば、必ず素晴らしいカルテが付けられる。

治す・養う

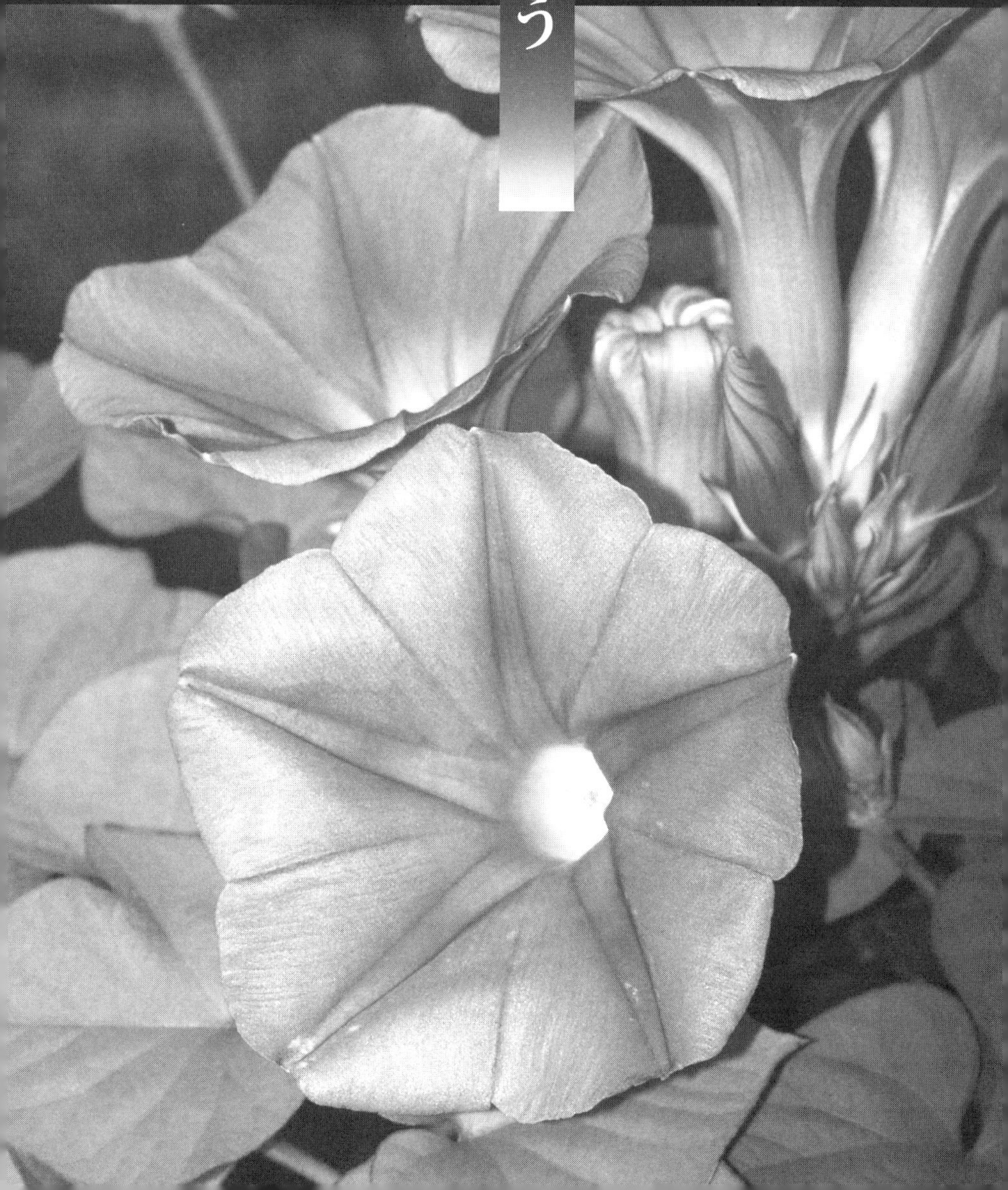

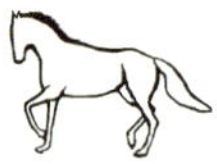

インフルエンザ❶

蔓延が始まりかけている。

鍼は予防と治療ができる。正しい方法を取れば、素晴らしい効果がある。

慢性の病を根気よく治療している子供や大人は罹患し難い。かかっても早く安全に治る。

また、罹患していても、この医学は確かな実践と理論を永い年月を経て持っている。

『傷寒論《しょうかんろん》』[※1]と「温病学《うんびょうがく》」[※2]がこれを持つ。

現在、沢山の患者さんを治療している。伝染病でも効果があるよ。

※1 『傷寒論』……中国後漢末・張仲景《ちょうちゅうけい》が著した『傷寒雑病論』(『傷寒論』、『金匱要略』を含む)のこと。中国最古の臨床医学の専門書。弁証論治の基礎を築いた。

※2 「温病学」……中国清代の葉天士『温熱論』、呉鞠通『温病条弁』が代表典籍。熱による病の過程と治療方法を提示した。

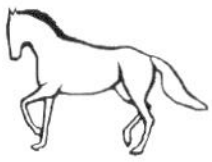

インフルエンザ❷

先に鍼が有効であることを述べた。この医学はどのような考えでインフルエンザに向かうのか？如何なる理解でこれに対処するのか？

西洋医学はウイルスの伝染によって人から人へ、或いは鳥などの動物を介してうつる、としている。よって、対策としてはこのウイルスから伝染を防ぐために予防接種をし、これを撲滅せんと努力をはらう。

この医学は、身体に病を生じる「種」を「邪気」と呼び、これに抵抗し健康を維持せんとする正義の味方を「正気」と名づける。つまり、病とはこの邪気と正気の競合だ、とする。この点で、ウイルスも邪気の一種と考えるが、眼に見えないが体内に入って来て正気と戦っている現象から邪気の侵入と解する。

さてこのように目には見えないが、外から入り込む邪気を「外邪」という。外邪には「風、寒、熱、湿、燥、火」とあり、これを六淫という。このような邪気が身体を襲うわけだが、数千年の歴史を持つ医学は、発病に際して次のような思いを持つ。仮令話だが、木こりが斧で木を切る場合。簡単に切れる木とそうでない木とがあることを指摘する。これは同じ斧で切るのだから直接的原因は斧ではなく、木にあることに気づく。つまり、外から加わる「圧力」もこれを受ける側の要因がこれを支えていることを発見したというのだ。

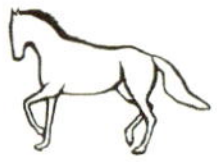

インフルエンザ❸

だから、外からの要因よりも内からの要因を重視する。ここに、この医学のインフルエンザに対する予防と治療の鍵がある。

外邪が何者であり、その性質について一定の考慮がなされ、それなりの対処はするが、重点はあくまでも体内の調整である。体内の気のバランス、言い換えれば陰陽の調整に目が向けられる。

だから、人々の感染による状況から外邪の様子をうかがい対策を考えつつも、もっぱら個体の平生からある気のひずみを点検し、これを治しておくことが予防策の第一だ。

例えば、ある人が日ごろから脂っこいものや、肉食に傾き「熱性」の身体になっているとする。そうすると、先に述べた六淫《ろくいん》の外邪の「熱、燥」などの邪気に侵されやすくなる。この点を鑑みて、外邪の流行が「熱、燥」であればかなり要注意。もし、外邪が「寒、湿」であれば、この人は陰陽の関係から伝染しがたい。これについてはまた別の個所でコメントする。

よって、予防策としては外邪の正体を見抜き、その人の身体の「寒」、「熱」の傾き具合をよくよく考え、鍼の専門家がこれに対処することである。

インフルエンザ❹

インフルエンザはこの医学では六淫の外邪であった。この六つの邪気のうち、「寒」、「熱」の邪気が、インフルエンザでは中心となる。

この医学では『傷寒論』と「温病学」の理論で対処する。これらは、風邪やインフルエンザ等の伝染病対策に応用された。それは、中国、韓国、日本などの東アジアにおいてである。

さて、「寒」、「熱」を中心とするインフルエンザは、個体の熱性、寒性の異なりにより伝染のしかたが相違する。つまり、個体が熱性であれば「熱」のインフルエンザにかかり易く、寒性であればかかり難い。これとは反対に個体が寒性であれば、「寒」のインフルエンザにかかり易く、熱性であればかかり難い。

ここで問題となるのは、個体の寒性、熱性は固定的ではないという事だ。一定の条件下では寒性、熱性は転化し、陰陽が入れ替わることもある。このように、この医学では全てのものを変化の相において見るのが特徴。

よって、身体の性質も固定的ではない、と考える。

インフルエンザ❺

さて、寒性のインフルエンザであれば「傷寒系」のものとして『傷寒論』の「六経《りっけい》弁証」として扱う。

六経とは太陽《たいよう》、陽明《ようめい》、少陽《しょうよう》、太陰《たいいん》、厥陰《けっちん》、少陰《しょういん》の六病であり、弁証とは東洋医学の病気についての分析だ。

①太陽病（病が浅く体表にある）表・寒
②陽明病（病が深く体内にある）裏・熱・実
③少陽病（太陽病と陽明病の間）半表半裏
ここまでが陽証。

以下陰証。
④太陰病（病が深く体内にある）裏・寒・虚
⑤厥陰病（病が深く体内にある）裏・寒・熱・虚
⑥少陰病（病が深く体内にある）裏・寒・虚

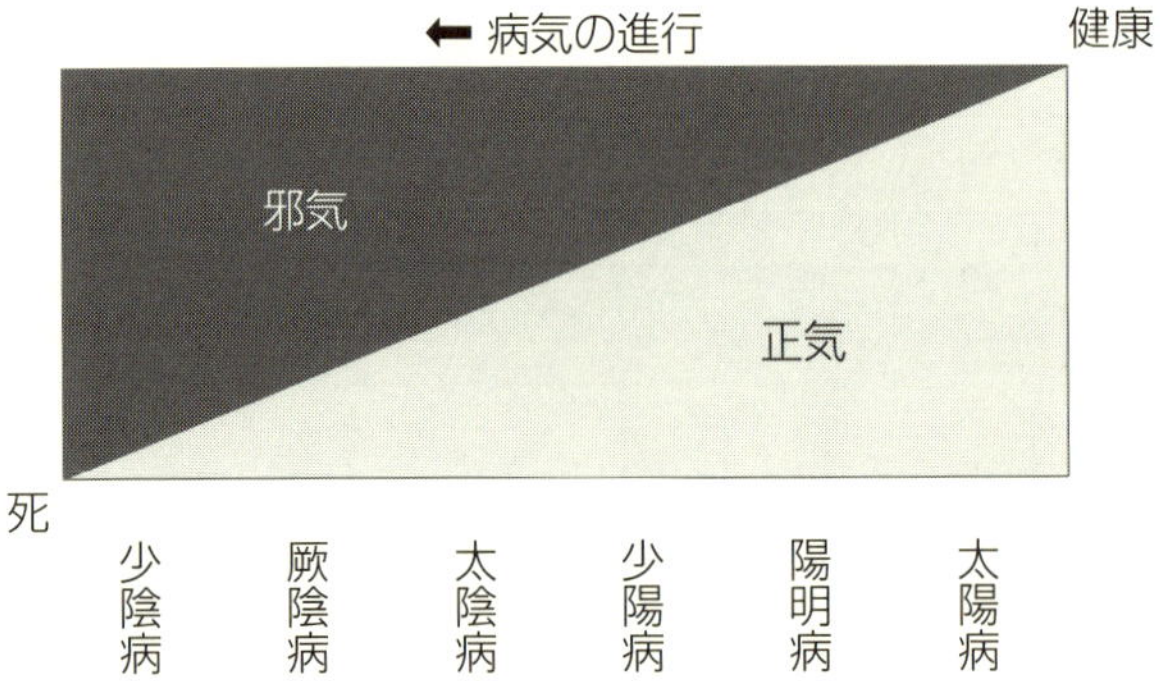

インフルエンザ❻

寒性のインフルエンザについて「傷寒系」として説明した。

次に、熱性のものについて述べよう。

熱性のものについては「温病学」を用いて弁証する。

これには、衛《え》、気《き》、営《えい》、血《けつ》の弁証と三焦《さんしょう》（上焦…身体の上部、下焦…下半身、中焦…上焦と下焦に挟まれる部分）弁証がある。つまり、病の進行とその深さを分析するのが衛、気、営、血の弁証であり、病の上下における位置を探るものが三焦弁証である。

一般的には衛、気、営、血の弁証を中心に行う。

①衛分証《えぶんしょう》……一番浅く体表にある。病の初期。表。悪寒（さむけ）少ない。

②気分証《きぶんしょう》……深く体内にある。病の中期。裏。悪熱（ほてり）。

③営分証《えいぶんしょう》、血分証《けつぶんしょう》……一番深く体内にある。病の末期。裏。

営分証、血分証となると病は大変重く危険な状態。意識が混濁したり出血を伴う。深夜の熱となる。

インフルエンザ❼

大雑把に「傷寒系」、「温病系」のインフルエンザの病の動態と分類について述べた。同じ伝染性の熱病なのに「物さし」が異なることに疑問を持たれるであろう。

実は筆者も当初は不思議に思っていた。

これについての理解が出来た。つまり、こう考えればよい。

即ち、漁師が網を入れて魚を獲ることを想起しよう。同じ魚でも、大きさの違い、習性の異なり等の相違から、網を変え、網の入れ方を変える。「もの」によって「物さし」を変えるのはむしろ優れた病についての理解といえる。このように「ものさし」を自在に使い分けるのは高度な論理性と言えまいか。

インフルエンザ❽

予防について少し述べよう。

まず、食事が偏らないよう気をつける。野菜・海藻などの植物性のものと、肉・魚介類などの動物性の食事内容のバランスが大事だ。この場合、野菜・海藻などの植物性のものは「陰」の食べ物、肉・魚介類などの動物性のものは「陽」の食べ物である。

よって、この陰陽の食物摂取の釣り合いが大事。

陽の食べ物に偏れば身体に「熱」がこもる。陰の食べ物に偏れば身体が冷える。また、飲み水が多過ぎれば身体はやはり冷える。

嗜好品で酒類は熱がこもる。また、お茶も緑茶、コーヒーも摂取過多となれば陰陽を狂わせる。その他、細々としたこともあるが省く。

とにかくバランス良く飲食物を摂るべきだ。

インフルエンザ❾

生活上での注意点。

まず、疲れないよう工夫が必要。現代人は疲れているという認識が大切。仕事で疲れるのはある程度仕方がない。これをできるだけ防ぐ工夫が必要。

そこで、仕事に対する意識を変えることから始める。

まず、己の仕事について世のため人のために役立っていることを自覚する。いやいやながら、嫌悪感をもってやれば疲労の度は大きい。病気するしかない。当然、インフルエンザにもかかりやすくなっていることを自覚すべき。

仕事のみならず、自分の人生に対して大いに肯定的であらねばならぬ。生きていることに前向きであれば、「生命の炎」は燃え盛る。このことは、どのような人生においても成功する秘訣といえよう。

インフルエンザ⑩

食養について一言。

今、正に春くるの時期。草木はその陽気を受けようとして、土から芽を出し、或いは幹から新芽を出そうとする。この折、成長点（植物学的に）はその最先端にある。

奇妙に思えるかもしれないが、ヒトもこの時（鶏冠・とさか）に気が上る。気をつけねばならない。

筍《たけのこ》、たらの芽、わらび、ゼンマイ、蕗《ふき》の薹《とう》、春野菜を執拗に摂取しないことだ。

成長点が一年中で最も活躍しヒトの気も上へ上へと向かう時期に、これを食べると人体において気が上方に傾く。花粉症状がとやかく言われているのはこの点が大きく働くとみる。即ち気が上って顔面に症状が出るからだ。

それはともかくとして、インフルエンザもヒトの上方から入るので、このことは極めて重要である。

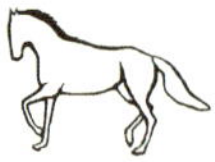

インフルエンザ⑪

養生としての鍼。

生活上の問題点、食養生としての歪みを正し、その上は鍼をすることは万全の処置であり、インフルエンザに拘らず万病を防ぐ。よく身体を診てもらっている先生にかかるのが良い。常日頃診てもらっている先生であれば、個体の「くせ・特徴」をよく御存じだ。

単なる予防、養生鍼なら月のうち二～三回、あるいは四回ぐらいの治療を受けるが良い。

良医ならば身体をよく診て「大きい歪み」を発見すれば、連続して施療することを告げるはず。常々かかる鍼医は大変必要。

徒然草の著者吉田兼好は、良医と日頃仲良くすることを勧めている。

患者さんでよく医者を頻繁に変える人がいるがこの点で大いに問題。医者と患者も「出会い」である。大切にすべきだ。

インフルエンザ⑫

いよいよインフルエンザにかかって発熱し出した場合。

これは腕達者で、先に述べた『傷寒論』、「温病学」に精通した先生にかかるべきだ。通常これらの病にかかれば治るのに一週間以上必要となるが、名手ともなれば三〜四日で勝負がつく。発熱の時間、舌の変化、脈の動勢、手短かな問診はかかせない。

巷では発熱性の疾患には鍼は「してはならない」という。それは半可通の言。聖典『素問』、『霊枢』に発熱性疾患に対して無数の記載がある。

実体験では鍼が実によく効く。この場合、扁桃炎の熱で高熱を発するものがあるが真に有効である。

暑邪(熱中症)

いよいよ地球の温暖化が進み、近頃の夏は連日猛暑。暑邪(熱中症)大流行だ。

診療にあたっては、暑邪弁証となる。実証と虚証とに分かたれる。

実証では陽明気分証が中心。口渇、多汗、尿黄、発熱、悪心、嘔吐、食欲減退。

脈洪大、舌紅乾燥。

養生と治療……気温の低い場所で安静にする。冷水を飲ませ、頭部を冷やし、衣服を緩める。十井穴の刺絡《しらく》。白虎湯《びゃっことう》、白虎加人参湯《びゃっこかにんじんとう》。

虚証では営血分証が中心。気津両虚証。激しい衰弱。悪化すると意識障害(心包に邪気)となり死亡することもある。脈虚数。舌絳紅《こうこう》、乾燥。

養生と治療……まず意識障害があるか否か。あるとすれば酷いものは逆証。意識障害(心包に邪気)が酷くなければ、比較的気温の低い風の当たらない場所で安静にする。食塩水あるいはスポーツ飲料を飲ませる。神闕《しんけつ》に温灸、足三里《あしさんり》も温灸。独参湯《どくじんとう》。意識がハッキリし、脈良好となれば好転。但し、初心者、レベルの低い人はタッチしない。

鍼と眠りと安心

いろいろな病・難病に鍼治療をすると、大抵は眠りを催す。最初はあまり反応しない患者さんも次第に眠くなる。老人の頑固な不眠症も回を重ねるごとに効果が現れる。傾眠となると病も癒えやすくなる。

これは心・神が安定し、自らの心身が安らかになったことを意味する。心は五臓六腑の大主。全身の「くつろぎ」が生じたことを意味する。

ガン患者さんも鍼に「酔い」一切をゆだねだすと、大いに効果が出てくる。腫瘍マーカーも激減するのは多々みられる現象だ。

実際このような「くつろぎ」があるとガンが癒えた例は少なくない。

ガンの痛み

百例は超えるであろうか。かなりの確率で改善したと言ってよい。

鍼の有難さが身にしみる。

思えばわが娘の悪性リンパ腫による痛みに困窮した結果、編み出した術。

頸のリンパが腫れ、夜中に痛みのため泣き叫んだ。術を施すと間もなくスヤスヤと深く寝入ってしまった。あれほど苦しんでいたにもかかわらず。

ガンの痛み。よほど末期でないかぎり実痛だ。しかも熱痛。これだけ西洋医学に包囲されている中で、鍼の存在理由の一つといっても過言ではない。

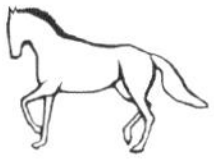

緩和医療としての鍼灸医学
—あらゆる苦痛苦悩を取る—

かつては終末医療・ターミナルケアと呼ばれたものが、ガンによる痛みを中心とする苦痛に対応していた。ところが、現在ではガンと分かった時点で、治療と並行して「全人的苦痛」（身体的苦痛、精神的苦痛、社会的苦痛、スピリチュアルペイン）に対して辛さや症状を緩和する、緩和ケアが提唱され実施されるようになっている。

ＷＨＯ（世界保健機関）による緩和ケアの定義（二〇〇二年）によれば、「緩和ケアとは、生命を脅かす疾患による問題に直面している患者とその家族に対して、疾患の早期より、痛み、身体的問題、心理社会的問題、スピリチュアルな（霊的な、魂の）問題に関してきちんとした評価を行い、それが障害とならないように予防したり対処したりすることで、クオリティー・オブ・ライフ（生活の質、生命の質）を改善するためのアプローチである」とある。つまり、病気の治療も大事だがクオリティー・オブ・ライフに大いに注目しようということ。それも全人的に。

ガンと痛みの問題は周知の事実だ。痛み以外に倦怠感、歩けない、動けないなどの運動制限も起きる。これらは身体的苦痛となって現れる。

また、人には避けて通れない死がある。それが、一気に亡くなる突然死のようなものであれば、あまり問題はないが、病にてジワジワと弱り死を迎えるガンなどのような病気であれば、日々関わりのある人たちとの辛い別れが必ずあると知れば辛さはひとしおである。不安、いらだち、うつ状態、恐れ、孤独感、怒り、などの精神的苦痛が生じる。

また、身体的苦痛、精神的苦痛のほかに、求職、退職、収入の減少などの外的社会的な役割への影響に加え、家族関係の変化、友人・知人との関係の変化、医療負担の増加などの内的社会関係にみられる社会的苦痛もある。

更にスピリチュアルな苦痛がある。つまり、哲学的・宗教的苦痛である。人生への意味についての疑問、価値観の変化、あらゆる苦しみの意味、死の恐怖、宗教への傾倒、死生観に対する悩みなどである。

このように、単に痛みなどの身体的苦痛のみならず、生きてゆく上でのあらゆる苦痛苦悩に対してフォローしようとするのが緩和ケアである。人がより人間らしく生きていくことを高めていく医療を目指している。

鍼灸でこのような医療を行うことができるのだろうか。

かなりの部分ができると思う。鍼灸診療では必ずしも多くないガン患者の中でも、その事例を見ることができる。

ある歯科医が前立腺ガンを病んでいた。全身の痛みに堪えかね来院。丁寧な診察診断の上、痛みにさいなまれ苦しんでいたのを最優先させて治療を行った。すると、わずかの治療期間で大いに改善され、一時的だが職場復帰を果たすことができた。このことは患者と家族に大変希望を与え、その後症状悪化の場合にも、また好転するという望みを与えることができた。

鍼灸を用いることによって、ごく普通の人が安らかな眠りについているのと全く同じ状態で旅立つことがありうるのだろうか。

年齢五十歳半ばのカルチノイド肝臓ガン。西洋医学の治療なすすべもなく、鍼灸を中心とする療養をしていた。命の炎はいよいよ消えなんとしていた。

緊急の連絡が入り、急ぎ患者宅に行き、患者のベッドの側に着いた。

「どうですか気分は？」……「すごく気持ちがいいんですよ。でも周囲がうるさくて……(危篤を案じて集まった人たちが取り巻いていた……)」。それから間もなく当人は穏やかに逝かれた。七十歳を超える彼の母は涙ながらも、「こんなに楽に亡くなったのを見たことがない」と仰せられた。モルヒネの服用量はごく少量で。

中医学における癌の認識※

ガンの緩和ケアと本格的ガン治療に対して、鍼灸医学が現時点において一定の効果を得ていることは、筆者らの論文、著作によって明らかにしている。
そこで中国医学における歴史からガンについての見解をみてみよう。

癌についての古い記載

殷墟の甲骨文字にすでに「瘤」の字がみられるし、また『周礼』には瘍医がいた。歴代の学者は、七情欝結によって脾胃が損傷を受け、気血の凝滞が起こり「瘕《か》」や「積聚《しゃくじゅ》」を形成するとしており、これらの論述の中には癌瘤の内容を包括している。

春秋戦国時代の秦国の名医・医和は「六気の失調」による病理を提出しており、後世の医者を大いに啓発した。彼は次のようにいう、「陰淫は寒疾、陽淫は熱疾、風淫は末疾、雨淫は腹疾、晦淫は惑疾、明淫は心疾」と。これは外感病因が先導することを示している。

『呂氏春秋』の記載によれば、「大喜、大怒、大憂、大恐なれば、害を生ず……大寒、大熱……なれば、害を生ず、……軽水の所には禿《とく》と癭《えい》の人、辛水の所には多く疽《そ》と痤《ざ》の人」とある。これは更に一歩前進し、情志と人の生活環境、自然環境の変化と展開は全て人類疾病発生の原因の一つであり、癌瘤病発生の原因の一つとしているのである。

現存する第一級の専門書『黄帝内経』には、「筋瘤」、「腸瘤」とか、「喜怒適せず、飲食節せず、寒温時ならず、邪氣之に勝たば、積聚已に留まる」、「三陽の結、これを膈という」、「隔塞閉絶し、上下不通……則ち暴憂これを病む」、「胃病は、腹䐜脹し、胃脘心に当たって痛み、上肢両脇痛み、膈咽不通し、飲食下らず」、「人のよく腸中に積聚を病むは、何ぞ以て之をうかがうや？ 曰く、皮膚薄くしてうるおわず、肉堅からずして綽澤す、此の如きは腸胃病みて悪し……」、「大積大聚其れ犯すべし、衰えること大半にして至り、過ぎれば則ち死するなり」とある。これらは癌病の病理、症状、そして治療原則などの断片的記載である。

『金匱要略』の中に、「変じて胃反をなす」とあり、併せてその症状に朝に食べれば暮れに吐き、暮れに食べれば朝に吐き、宿谷化せず、などと述べられてあるが、いずれも胃癌の症状である。また、「……婦人の臓腫瓜のごとし、陰中痛み腰に引きて痛む者は杏仁湯《きょうにんとう》之を主る……」ともあり、癌病を包括している。

『後漢書』華佗伝に「疾發して内に結ばれ、鍼藥の及ばざるところ、乃ち酒を以て麻沸散《まふつさん》を服せしめ、既に酔うて覚える所無きに、因って腹背を刳き、結聚を抽割す」とあり、この一段の描写は、外科手術を用いて癌治療をなした中国医学における最も古い記載となっている。

葛洪《かっこう》は『肘後救卒方《ちゅうごきゅうそつほう》』の中で、「海藻の酒方は頸下の嚢、漸く大にして癭ならんと欲するものを治す……」と。また次のようにも言う「諸臓邪を受け、初め未だよくなりて積聚をなさず、滞留して去らざれば乃ち積聚をなす」と。

唐・孫思邈《そんしばく》『千金要方《せんきんようほう》』、『千金翼方《せんきんよくほう》』には「氣癭」「労癭」「土癭」「痨癭」「憂癭」など五種類のものがあり、海藻、昆布、柳根須、及び羊靨を用いて治療することを主張している。王燾《おうとう》『外台秘要方《げだいひようほう》』にいう「中国の人、息氣結癭する者はただ垂槌し、核無きなり。長安及び譲陽の人、それ沙水を飲み癭を患う、……根無く浮動して皮中にあり」と。更にこれらの病の予防と治療に有効な三十六種の薬方を収載している。

南宋の陳言『三因極一病証方論《さんいんきょくいつびょうしょうほうろん》』においては、すでに「骨瘤」、「脂瘤」、「肉瘤」、「血瘤」、「氣瘤」、「膿瘤」等の多くの名称をはっきりと提唱している。また、齊徳之《さいとくし》『外科精義《げかせいぎ》』には次のような記載もある。「赤瘤」、「瘡瘤」、「胎瘤」、「石疽」、「丹瘤」と。また『聖済総録《せいさいそうろく》』にはこの病について一定の定義をこのように下している、即ち「癌の義をなすや、留滞して去らざるなり……欝結壅塞すれば虚に乗じ隙に投げ、邪瘤故に生ず……」と。更に『太平聖恵方《たいへいせいけいほう》』、『衛済宝書《えいさいほうしょ》』、『劉涓子鬼遺方《りゅうけんしきいほう》』にも腫瘤の記載がみられる。

張従正《ちょうじゅうせい》『儒門事親《じゅもんじしん》』に「五噎《ごえつ》」、「十膈《じゅっかく》」の内容がある。同時期の李杲《りこう》、朱丹渓《しゅたんけい》等も癌の予防治療について記述している。また危亦林《きえきりん》『世医得効方《せいとっこうほう》』、厳用和《げんようわ》『厳氏済生方《げんしさいせいほう》』などには癌疾患に対する予防と治療についてかなり詳細に述べている。

明・汪機《おうき》の『外科理例《げかりれい》』、王肯堂《おうこうどう》『瘍医準縄《よういじゅんじょう》』、竇漢卿《とうかんきょう》『瘡瘍経験全書《そうようけいけんぜんしょ》』等はこの疾患について更に一歩進めて詳しく記載している。

陳實功《ちんじっこう》の『外科正宗《げかせいそう》』は乳癌の病因病理について次のように述べている。即ち、「憂思欝結し、精想心にありて願う所遂げざるにより、肝脾逆氣し、以て経絡阻塞を致し、結聚し結をなす」と。申斗垣《しんとえん》『外科啓玄《げかけいげん》』では癌疾患の予防と治療について、多方面からの検討を行い「論癌発」では、本病の発生と発展そして予後において細かな論述をしている。

張景岳《ちょうけいがく》は『景岳全書《けいがくぜんしょ》』において「およそ、脾胃不足及び虚弱失調の人、多くは積聚の病有り」と述べている。清・王洪緒《おうこうしょ》は『外科証治全生集《げかしょうちぜんせいしゅう》』において、癌疾患の治療の内容について論じるとともに、彼が創出した、犀黄丸《さいおうがん》、陽和湯《ようわとう》、小金丹《しょうきんたん》などの薬にまで記載が及んでいる。これらの薬物は現在においても一定の癌病に有効である。

呉謙《ごけん》らの『外科心法《げかしんほう》』には「唇癌」、「鼻咽癌」、そして「悪性リンパ癌」等の名称を提出しており、また、「乳癌は肝脾両傷により、氣欝し凝結して成るなり」ともいう。この他、『医門法律《いもんほうりつ》』、『医学統旨《いがくとうし》』、『証治匯補《しょうちかいほ》』等は全て癌病についての記載をしている。

病因病理

❶病因

癌の形成原因は極めて複雑であるが、中医学の弁証論治原則に症例資料を結び付け研究すると、主な形成原因は内傷、情志の変化、外感邪気、病毒の侵襲によって生理上の変化を生じ発病する。

七情

七情（喜・怒・憂・思・悲・恐・驚）の太過と不及は、直接的もしくは間接的に気血、臓腑の生理的機能に顕著に影響する。殊に、憂思、欝怒は癌疾患発生に直接関わるばかりでなく、疾病の発展過程において往々として病状を酷くし悪化をもたらす。

六淫《ろくいん》

六淫とは一般には外邪の風・寒・熱（暑）・湿・燥・火をいうが、化学・物理・生物などの外的因子も癌を発生させるものとしてこれに包括される。

いわゆる「積の生ずる所、寒を得れば乃ち生じ、厥《けつ》乃ち積を成すなり」、「寒氣胸外に客り衛気と相搏ち、氣営を得ず、よって系わる所ありて癖して内着し悪氣乃ち起く、息肉乃ち生ず、その始めて得るや、大きさ鶏卵のごとし」、「石瘕胞中に生じ、寒氣子門に客り、子門閉塞し氣通ずるを得ず、悪肉当に瀉すべきに瀉せず、血以て留止せず、日に益して増大し状は懐子の如し、月事以て時に下らず」、「蚕唇は脾胃の積火結聚して成るによる」などの古典の説は、風・寒・暑・湿・燥・火などの六淫が癌疾患の発生を促すものであることを説明している。

飢飽労累

飢飽と労累の過度、暴飲暴食、寒熱不適は消化器系の癌の発生と発展において大いに関係がある。

「酒面炙爆にして粘滑の化し難きの物中宮に滞り腸胃を損傷し漸く痞満呑酸を成す、甚だしければ一膈反胃を成す」、「過飲滾《こん》酒は多くは膈症を成す、人皆これを知る」、「蚕唇は飲食の煎炒による、炙爆を過食し痰は火行に従い唇に留注し、初めて結すること豆に似る……」のごとき記載は癌の形成原因が多くは総合的に発病することを述べている。「喜怒不適で寒温時ならず、邪氣これに勝ち、積聚已に留まる」、「これを得るに食あり、これを得るに水あり、これを得るに憂思あり、これを得るに風寒あり」などの内容は癌の発病が、内因、外因の両方あるも内因が中心であると認識している。

外邪は化学的、物理的なものを包括し、病毒及びそれらの生物が癌の病因子として人体は一定程度、陰陽不和、気血毀損、臓腑機能の失調を土台とした虚に乗じて侵入する。したがって、「邪のあつまる所、その氣虚す」、「正氣内に存すれば、邪おかすべからず」と。この内容は、癌疾患形成原因と進行、そしてその治療方向の研究を更に一歩展開することになる。

❷病理

癌疾患発生の主なメカニズムは、気滞血瘀《きたいけつお》、痰結湿聚《たんけつしつじゅ》、邪毒鬱熱《じゃどくうつねつ》、経絡瘀阻《けいらくおそ》、臓腑機能失調と気血虚損《きけつきょそん》などの数種である。

気滞血瘀

気血は人の生理機能の一表現であり、生命活動を維持する重要な物質的基礎でもある。気と血は一陽一陰、互いに化生し相互依存する。

もし某かの原因で気が機能失調を引き起こせば、気欝、気滞、気聚などが現れ、これが久しくなれば必然的に血瘀をなし、久しく長引けば塊となる。

痰結湿聚

痰は臓腑病変の産物であり、極めて多くの疾病を引き起こす原因でもある。脾は湿をつかさどる。脾胃虚弱により水湿は運化できず、水は内に集まり、水湿は化せず津液は輸布できず、湿は内にこもり長引けば湿毒を形成する。湿毒の溢れは瘡を生じ汁と水を流し久しく癒えない。

津液は化せず邪火がこれを焦がし凝結し痰を形成する。このものは気の昇降に従って自在に至る。いわゆる「およそ人身の上、中、下、塊あるものは多くは痰なり」である。よって、癌は五臓の瘀血、濁気、痰滞によって形成される。

邪毒欝熱

毒邪が侵入し古くなると、熱と化し火と化す。また内傷情志もよく火と化す。火熱は気を傷り臓腑を焼くと邪熱火毒となる。毒が内にこもり久しくなれば癌を形成するに至る。血が火熱に出会い凝結し、津液が火に会えば痰となり、気血痰濁が経絡、臓腑を塞ぎ結ばれて癌となる。

経絡瘀阻

風寒、湿邪が経絡に侵入したり、或いは痰、食、毒、血瘀、気滞などが経絡を塞ぐと病邪瘀毒を凝結せしめ、古くなると積をなし癌をなす。

臓腑機能失調、気血虚損

邪のあつまるところその気は虚す、臓腑の機能失調、脾腎の虚損は癌発病の主な条件の一つである。

張景岳はいう「脾腎不足及び虚弱失調の人は多くは積聚の病あり」と。またいう「凡そ噎膈《えっかく》を治するの大法は、当に脾腎を以て主となすべし。脾を治すには温養に従うによろし、腎を治すには滋潤に従うがよろし」と。

❸病理のまとめ

健康人の気の昇降出入はその循環においてのびやかである。内外の病因によって気の機能失調を起こし気の停滞を引き起こし、気滞が長引けば必然的に血瘀を生ずる。気滞血瘀、積の久しきは塊をなす。

脾は湿の妨げによって困窮したり、また脾虚にして水穀を運化できず、脾が胃に津液をめぐらすことができなければ津液は凝集して痰と化す。また腎陰虚によって肝火は津液を焦がし痰を生じ、痰瘀は凝結して塊を形成する。

或いは火毒内蘊、情志化火、また六淫の邪気が火となり、血が火にあえば凝結して気血は錯乱して経絡を塞ぎ、古くなれば固まって塊をなす。また脾腎の失調よっても疾病発生を促す。

大多数の癌は、情志の鬱結、労累、飲酒過多、或いは病毒の侵襲によるものである。

※賈堃、『中医癌瘤証治学』、陝西科学技術出版社、一九八七。

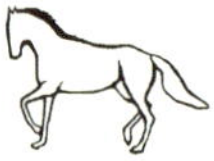

狭心症における鍼灸診断と治法の要点※

ここでは、「狭心症」をめぐっての適応鑑別診断と対処・治療を中心に述べることにしよう。まず現代医学における大約的な内容を明らかにするとともに、これに相応する中医内科の考えを要約し、最後に筆者長年に及ぶ臨床経験を踏まえて簡潔に意見を述べる。

❶現代医学の認識

狭心症は今日では冠動脈の器質的あるいは機能的異常によって心筋の酸素需要と供給の不均衡が生じ、一過性の心筋虚血に陥り、狭心痛と心電図変化を生じる虚血性心疾患（冠動脈硬化症）の一つの疾患単位として捉えられている。冠危険因子をもつ五十歳以上の男性に多く（男女比八：二〜九：一）、閉経前の冠危険因子のない女性ではまれである。狭心症の診療には病因（器質性、攣縮性）、病期（安定型、不安定型）、心電図変化（ＳＴ下降、ＳＴ上昇）の診断が治療上重要とされる。

①臨床症状

狭心症とは胸骨の上〜中部に感じる一過性の痛み、圧迫感、しめつけ感であり、左肩、左上腕内側、頸部に放散することがあり、症状は数分以内に誘因がなくなればおさまり、舌下のニトログリセリンが有効とされる。息切れ、呼吸困難、放散痛をangina equivalent

として狭心痛とみなすことがある。

狭心痛の誘因

(a)労作狭心症……比較的決まった労作で生じることが多く、冠動脈の器質的狭窄の関与が多いとされる。

(b)安静狭心症……安静時に生じるもの。異型狭心症では明け方決まった時間に発作があるが、昼間どんな労作をしても発作が起きない。

(c)軽労作……日常動作（排尿、入浴、歯磨きなど）で発作を生じるもの。

随伴症状

呼吸困難、動悸は本症に伴いやすい。冷や汗、顔面蒼白などはより強い発作を示唆する。

②**病期**

発作の経過及び出現する条件が安定しているものを「安定狭心症」という。

発作が三〜四週間以内に初めて出現したり、あるいは次第に発作が頻度、強度、持続時間、およびニトログリセリンに対する反応などにおいて増悪してくるものを、「不安定狭心症」という。

③**発生機序**

器質性狭心症と冠攣縮狭心症とに分類される。

CCSによる狭心症重症度分類

クラスⅠ　日常の労作、例えば歩行、階段上昇では発作を起こさない。仕事にしろレク

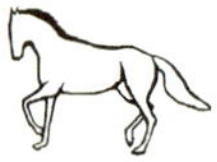

レーションにしろ、活動が激しいか、急かまたは長引いたときに発作を生じる。

クラスⅡ　日常の生活はわずかながら制限される。

クラスⅢ　日常の生活は著しく制限される。普通の速さ、状態での一～二ブロックの平地歩行および一回分の階段上昇により発作を起こす。

クラスⅣ　いかなる動作も苦痛なしにはできない。安静時に狭心症状をみることがある。

❷中医学の認識

狭心症および心筋梗塞は、中医学においては「胸痺心痛《きょうひしんつう》」に該当する。胸痺形成の原因の多くは胸陽不足であり、陰が陽位に乗じ、気機がのびがたいために生ずるとされる。『医宗金鑑』胸痺心痛短気病脈証治には次のようにいう。「凡そ陰実の邪、皆陽虚の胸に乗ずるをもって得る、ゆえに胸痺心痛を病む」と。

病因と臓腑弁証とを結びつけ以下に八種の類型をあらわにし、その要点を簡潔に示そう。

①陽虚気滞《ようきょきたい》、痰涎壅塞《たんえんようそく》　②胸中気塞《きょうちゅうきそく》、飲邪挟痰《いんじゃきょうたん》　③陰寒厥冷《いんかんけつれい》、瘀阻心陽《おそしんよう》　④気滞血瘀《きたいけつお》、脈絡閉阻《みゃくらくへいそ》　⑤心陰不足《しんいんふそく》、内熱灼営《ないねつしゃくえい》　⑥心気不足《しんきふそく》、心陽虚損《しんようきょそん》　⑦陰陽両虚《いんようりょうきょ》、気血不継《きけつふけい》　⑧心《しん》陽欲脱《ようよくだつ》、肺心衰竭《はいしんすいけつ》。以上八種のうち①～④は実証または虚実錯雑、⑤～⑧は純然たる虚証である。

①陽虚気滞、痰涎壅塞

息苦しく胸の痛みは背中に通る。胸お腹がつかえ、脇腹から心に突き上げ、あえぎ、呼吸困難で寝ることができない。咳嗽して痰は多く、疲れ、身体は冷える。舌苔白あるいは厚膩。脈弦滑或いは沈遅或いは緊数。

病理　一つは痰涎壅塞、気滞。今一つは中焦虚寒。前者は実、後者は虚。

論治法則・処方　通陽散結、豁痰下気。栝楼薤白半夏湯《かろがいはくはんげとう》。

②胸中気塞、飲邪挟痰

胸悶にして息切れ、めまいする。脇腹がつかえ呃逆《あくぎゃく》して唾を吐き小便不利。舌苔薄白、舌質淡、脈沈細。

病理　寒邪が肺を犯し、痰飲が胸中の気を塞ぐ。

論治法則・処方　宣肺利水、疎利胃気。茯苓杏仁甘草湯《ぶくりょうきょうにんかんぞうとう》、橘枳姜湯《きっききょうとう》の合方。

③陰寒厥冷、瘀阻心陽

胸痛と煩悶があり、心痛は背中に通り、背中の痛みが胸に通る。四肢厥冷、暖まるのを好む。顔面蒼白、或いは爪甲とともにチアノーゼを呈する。脈沈緊、あるいは結代、舌質淡あるいは青紫。

病理　先天、後天の不足により陽気が大いに虚し、陰寒の邪気がこれを攻めのぼる。

論治法則・処方　扶陽通痹、峻逐陰邪。赤石脂丸《しゃくせきしがん》。

④気滞血瘀、脈絡閉阻

胸悶心痛息切れし、呼吸困難であり、胸の悶えがあり不安感あり、口唇、爪甲、皮膚はチアノーゼを呈する。舌苔白或いは乾燥で、舌質は青紫、舌尖舌縁に瘀点がある。脈は細渋結代。

病理　胸痹が慢性化し気滞血瘀となったもの。

論治法則・処方　行気活血、化瘀通絡。血府逐瘀湯《けっぷちくおとう》。

⑤心陰不足、内熱灼営

胸悶心痛し、動悸し悶々として眠れず、五心煩熱、夕方の発熱と寝汗、息切れし咳嗽するが痰は少なくたまに喀血もある。尿赤く大便秘結。めまい。舌苔少ないか乾燥或いは無苔、もしくはハゲ。舌質紅絳或いは青紫、脈細数あるいは結代。

病理　憂慮過度より気欝化火、火灼陰津し心陰不足す。

論治法則・処方　滋陰除煩、養心寧神。天王補心丹《てんのうほしんたん》。

⑥心気不足、心陽虚損

心痛煩悶し、動悸し息切れ、顔色は白、言葉力無く意識がぼんやりし、全身の浮腫。手足に力入らず、身体が冷え自汗し食欲少なく小便不利。舌苔薄白、舌質淡で、脈沈無力、或いは細或いは結代。

病理　疲労が重なり心気を消耗し、心気虚、心陽虚となる。

論治法則・処方　補養心気、心陽を温める。保元湯《ほげんとう》。

⑦陰陽両虚、気血不継

胸悶心痛し、夜間睡眠中目覚め息切れ動悸する。自汗し口乾きめまいと耳鳴りがする。食少なく倦怠感があり、腰や手足だるく、さむけし手足が冷え、或いは手足の裏ほてるとともに夜間の排尿がしきりである。舌質紅あるいは暗、舌苔少ないか乾燥。脈弦細無力、或いは結代。

病理　心痛が古くなると気血を消耗する。

論治法則・処方　益気補血、滋陰復脈。炙甘草湯《しゃかんぞうとう》。

⑧**心陽欲脱、肺心衰竭**

胸悶し苦しみ、心痛は頻発し咳嗽し呼吸困難。喀血・吐血し言語は低く小さい。冷や汗がだらだらと出る。手足厥冷し、ひどければ意識が朦朧とし覚醒しなくなったり、譫語を言ったりする。舌質青紫、苔少ないか黄色で乾燥。脈沈細虚、数にして無神、あるいは怪脈をみる。

病理　元気大いに弱り心脈瘀阻の極みであり、心陽欲脱し肺心衰竭にいたる。

論治法則・処方　回陽救逆、益気固精。参附湯《じんぶとう》。

❸筆者の見解

以上二者の考えを踏まえ筆者の見解を示そう。まず本病に対処するには急性症、慢性症を区別する。

①**慢性症（非発作時）**

順逆診断

ⓐ患者の動きと接した時の直感。いやな感じは逆。其の反対に生気を直感できるものは

順。『霊枢』五色の診断で気色の範囲が広いものは逆。其の反対は順。

ⓑ舌診においての胃の気の有無をみる。『鍼灸舌診アトラス』(緑書房)を参照。殊に舌裏がオレンジ系の赤味を観察できれば順。他の所見が良好でも、舌診が不良なものは大いに注意。

ⓒ脈診も胃気に注意。殊に数脈、弦急脈があれば、逆を疑う。『胃の気の脈診』(森の宮医療学園出版部)を参照。

ⓓ背候診で「心兪《しんゆ》」、「厥陰兪《けついんゆ》」の反応が出るものは重症が多い。また、「脾兪《ひゆ》」、「胃兪《いゆ》」、「三《さん》焦兪《しょうゆ》」、「腎兪《じんゆ》」の穴の広がりがひどいもの、または反応がほとんどみられないものは逆。

ⓔ夢分流腹診で両脾の募、胃土のエリアの邪気がひどいもの、もしくはまったく邪気が見受けられないものは逆。『弁釈鍼道秘訣集』(緑書房)を参照。

ⓕ虚里の動が穏やかなものは順。大きく動悸しそのエリアが広いものは逆。「乳下を通じての心尖拍動の観察をいう」。

ⓖ中医学でいう④気滞血瘀、脈絡閉阻 ⑥心気不足、心陽虚損 ⑧心陽欲脱、肺心衰竭はかなり慎重な扱いが大事。他の所見とにらみ合わせ順逆を断ずる。

ⓗ現代医学がいう「不安定型」とCCS狭心症重症度分類においてクラスⅢ、Ⅳは要注意。

対処と治法

先の順逆の診断において順と確定したことを前提にすれば、まず本疾患は「正虚邪実」が本質であることを充分に認識することである。

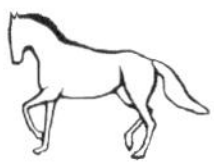

正気の弱りは心陽、心気であるからこれがどの程度の衰弱かを判断することが極めて大事。⑴症状、⑵脈力、⑶負荷試験（入浴と歩行による正気の度合いを知る）等を中心によく観察する。

次に邪気の種類を調べる。「気滞」、「湿痰（水飲）」、「瘀血」、「内熱」のいずれか、またこれらの邪気が複合しているか否か。単純な気滞のレベルの低いものは比較的対応しやすいが、瘀血や湿痰の頑固なものは難しいことが多いことも知っておかねばならぬ。

以下一般によくみうけられる「陽虚気滞、痰涎壅塞」について述べよう。

養生として、⑴身体を冷やさない、⑵肥厚甘味の食物を避ける、⑶便秘が起こらないようにする、を心がける。

治療としてはまず「陽池《ようち》」に半米粒大の灸を施す。心陽の弱りに比例して灸壮の数を増やす。大体、五壮から五十壮。心の正気をかきたてる。

次に、「合谷《ごうこく》」に三番から八番くらいの毫鍼で左右の虚実をよくみて、「実」に対して刺鍼し邪気を払う。気滞を取るべく「理気《りき》」する。また「中脘《ちゅうかん》」、「豊隆《ほうりゅう》」の穴処の反応をよく観察し、邪気の顕著な穴処を選び瀉法を加える。

なお予備穴として、心陽を高めるために「百会《ひゃくえ》」の灸、痰涎を除くために「膈兪《かくゆ》」、「脾兪《ひゆ》」、「胃兪《いゆ》」の穴処の中で実の明らかな穴を選定する。

また、「内関《ないかん》」をこのような場合使用するといった書物があるようだが、筆者は反対だ。本穴は胸中の熱を漏らすことに優れているため、心陽を大いに損ね、場合によっては危険な状況になることもある。

②急性症（発作時）

順逆診断

慢性症とダブルものも多いが、筆者が急性症を扱う上で日頃意識して診察診断するものを記す。

最初に、「気色」、「眼神（眼の力をみる）」を直感的に観察する。これで治療するかどうかの判定が半分決まるといってよい。また心痛の範囲が狭いものは予後良好であることが多く、前胸部、側胸部、背部と胸全域に至るものは不良だ。

「気色」と「眼神」が順であれば、次に「舌」を診る。この場合「舌裏」の色が決定的だ。明るいオレンジがかった赤味であればまず安心して治療ができる。加えて脈診所見にて一定の力があり、脈診中に指の押圧によって変化するものは比較的予後がよい。

以上の「気色」、「眼神」、「舌」、「脈」の所見で順とみれば治療に取りかかるが、これが逆であれば、治療を断ることにしている。

対処と治法

順であることが前提。

（実証）

胸部をおおう衣服を取り除くか、緩めて胸をくつろがせる。

治療としては「寛胸」作用を求めるべく左右「公孫《こうそん》」の反応のある側に毫鍼を用いて刺

鍼する。軽症であれば、五分から一〇分以内に発作が落ち着く。緩解せざれば、患者の様子を注意深く見守りながら、「内関」にも刺鍼する。予備穴は「膻中《だんちゅう》」、「郄門《げきもん》」であり、大方は癒える。

また実邪が「気滞」ならば「合谷」を、「湿痰」ならば「中脘」や「豊隆」や「膈兪」を選定し処置を加えると更によい効果を得ることができる。

（虚証）

「心気不足、心陽虚損」、「陰陽両虚、気血不継」、「心陽欲脱、肺心衰竭」を例に取り上げる。この中では「心陽欲脱、肺心衰竭」の証が一番重いが、病の本質は大きく異ならない。まず、患者を冷やさないよう最善の処置が必要。次に胸部を緩め、楽な姿勢をとらせる。重症であるほど仰向けになれないことをよく心得ておくことだ。その場合多くは起座姿勢をとりたがる。

治療としては「陽池」、「百会」に多壮灸をする。多ければ一〇〇壮に至ることもある。症状が落ち着き、自汗や冷や汗が止まり、身体が温かくなり、脈や気色が良好な反応を示せば成功だ。心気、心陽を大いに守る方法である。

気血を補う必要があれば、「三里《さんり》」、「三陰交《さんいんこう》」を、更に心陽を高めたければ「外関《がいかん》」、「申脈《しんみゃく》」を適宜加えるとよい。

なお、一応急性時の治療が成功しても、「気色」、「脈」、「舌」やその他の所見をよく総合検討し、予後の安定を心がけねばならない。このような発作の後、一週間程度は養生につとめることは当然である。

一般的に虚証のものは予後不良になることが多いことを肝に銘ずべきである。

❹おわりに——まとめにかえて

「狭心症」は一般の鍼灸治療ではあまり扱われていない疾患である。ここではこれに対する必要最小限の知識と対応を述べたつもりである。

安直に扱われると危険度の高いものといえるが、確かな知識と豊富な経験をもって対処すれば、優れた効果が得られることは間違いない。

現代日本の鍼灸治療状況は、現代医学の前においてどちらかといえば色々な意味で「萎縮」しており、悪い意味で謙虚すぎる。全体からみれば鍼灸医学を「医学」として縦横無尽に使い分けし、鍼灸の高度な臨床内容を堂々と示せる人材が少なすぎるのであろう。

※『東洋医学』第二十七巻第十一号、緑書房、一九九九より転載。

肩こりを簡単に消すと怖い

最近肩こりを簡単に治すという器具あるいは薬、またそれのみを目的とする医療が売れている。だが、危険が潜んでいる。

肩こりという現象は一般的に健康に対する危険信号なのである。肩こりは様々な原因で起こる。単なる筋肉疲労、風邪引きで生じるものは問題ない。

だが多くはストレス、また内臓疾患からも来る。その他重篤な病、高血圧、糖尿病、脳梗塞の前兆など……。

よってその枝葉で生じる肩こりを苦痛として解消すれば却って危ない。

商売をこそ是とするものに簡単に乗ってはならぬ。現象としてある肩こりを遮二無二除去することは危険を伴うことに注意を喚起する。

原因を究明してくれる医療者に相談されるがよい。

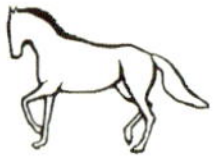

疲労

一般に疲れはなんでもないと思われている。

実際一日か数日休息を取り簡単に癒えるものは問題ない。

ところがこれが慢性化し、常時意識されるようになる、或いは最初は気になっていたものが、次第に意識に上らなくなり、これが当たり前だというふうになると事は大変。

多くの難病はこの疲労という土台の上に成り立っている。高血圧、腎臓病、心臓病、肝臓病、或いは膵臓ガンその他のガンなどなど、これらは全て「疲労」の上に成り立つ。

治療する場合も、これを考慮して行うと上手くゆく。

患者さんの定期点検、定期治療においてもこれが大事。

殊に精神疲労を慢性化させるのは怖い。

このような「疲労」に関しての処置は、鍼治療が長い経験上優れている。

また、養生としては適度な運動が必要なことは言うまでもない。

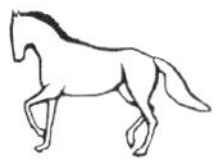

病の予防

医学というものは病気を治すだけでなく、未然に病を防ぐことが大事だ。

この東洋医学においては特に重視される問題で、「治未病」（いまだ病にならざるを治す）とされる。

この医学の経典、『素問』四気調神大論篇には「是故聖人不治已病．治未病．不治已亂．治未亂．此之謂也．夫病已成而後薬之．亂已成而後治之．譬猶渇而穿井．闘而鑄錐．不亦晩乎」とあり、これを意訳すると次のようになる。

「優れて立派な医者は、すでに病になったものに力を注ぐより、発病する前のものに心を砕きます。それは丁度、戦になってからこれを解決しようとするのではなく、戦になる前に、戦にならぬよう心がけるのと同じです。またこれを喩えれば、のどが渇いてから井戸を掘ったり、戦が始まってから矢じりを作ろうとするようなもので、何と手遅れも甚だしいことです」と。

病気を防ぐことができたなら、人々の大いなる福音といえる。

一口に病といっても様々だ。突然生じる外科的、あるいは整形外科的疾患は医学的には防ぎようがない。だが、それが眼科、耳鼻咽喉科、皮膚科であれ、無論内科であれ、多くは予防できると考える。

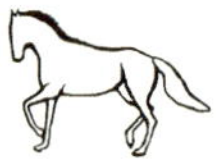

外から入る細菌、ウイルスなどの疾患、或いは内から起こる内科を中心とする病気などは大いに予防できる。

内から起こる内科を中心とする病気、眼科、耳鼻咽喉科、皮膚科であれ、この医学の得意とするところだ。全て心身の失調、陰陽の不調と捉え鍼治療でほぼ対処できる。

ところが、外から入る細菌、ウイルスなどの疾患はどうだろう。

この医学では外から入ってくるこれらの病因を「外邪」と言う。

よく西洋医学の側から言われる。

内から起こる内科的疾患にはこの医学は有効なのは分かるのだが、……と。

細菌、ウイルスなどの疾患には限界があるのでは、と。

しかし、これは間違いだとこの医学は主張する。

西洋医学の場合は、細菌、ウイルスなどの浸入を防ぐべく、罹病していない者が、罹患しているものから遠く距離をおく。さらにマスク、手洗いしながら、予防注射、予防薬を摂取することなどで対処する。これが西洋医学の予防医学的側面である。

対して、この医学ではこれら外から侵入する病でも、侵入する直接の病因、細菌、ウイルスが病の対象ではない。つまり、侵入を許すのは「身体の内部」にあるとする。

日頃の陰陽の失調を治しておくことだ。一見健康そうに見えても些細な陰陽の失調は誰にもあるということだ。

だから、この医学では「治未病」（いまだ病にならざるを治す）というのである。

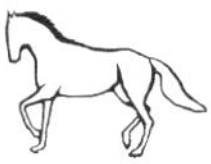

食飲有節、起居有常……　『素問』上古天真論篇

多くの病はその人の日常生活の誤ちにある。飲食、身体の使い方、精神活動などの問題。飲み食いが順当になされているか？　動物性と植物性のバランスがとれているかどうか？　現代では動物性に傾くことが多い。

つまり、陽熱に傾くと熱性で、興奮しやすく緊張傾向にある。

最近よく問題にされている統合失調症などは正しく陽熱傾向で、動物性蛋白、脂肪の摂取過多だ。これを是正するだけで半分は癒えるというものである。

飲みすぎ食べすぎも良くないことは明らかである。

また現代人の運動不足はよく指摘されるところ。何かのついでではなく、生活の中に運動を組み込むことが大事。

私は朝晩二回、各四十分の散歩を推奨している。それも高齢者の動きのようにダラダラ歩むことを進める。セカセカでは心の逍遙ができない。

精神活動においても、現代では緊張を強いられる生活がほとんど。

よって、少しでも過緊張を解くよう工夫した生活が求められる。

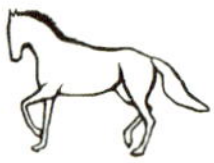

自然治癒

本当に有効とは何か。

医療を行ったから病気が治った、という。

生体には元々癒える働きがあるのはよく知られている。

これを乗り越えて有効だとするのは何か。

かなりの慢性病、或いは長く患い何をやっても癒えないものが、ある治療を行い突然、治るとすれば、やはり有効だといってよい。

ダラダラとした長期間の治療で知らぬ間に治癒したとすれば、或いは自然治癒かも……。

思い出深い症例

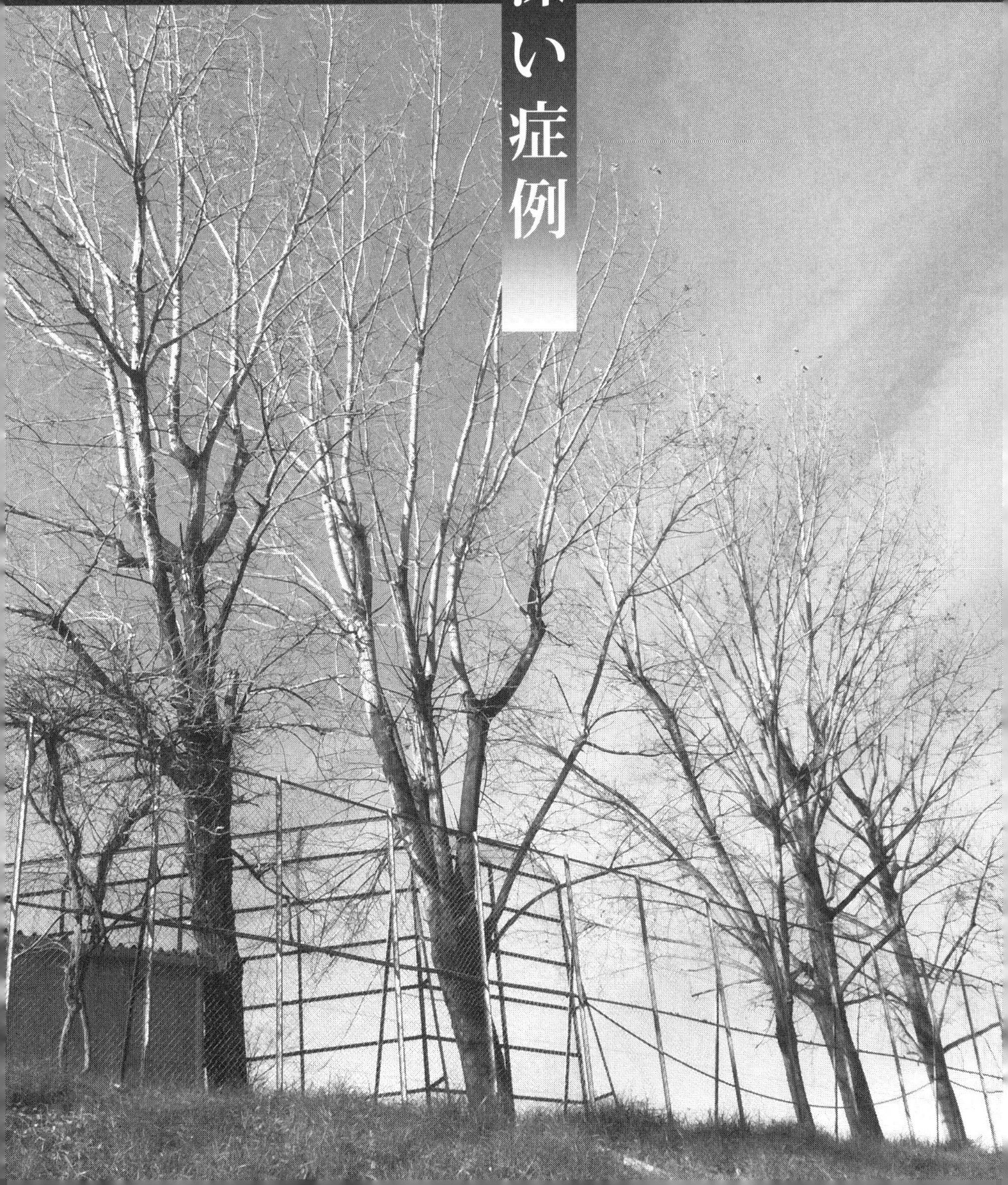

腎移植後の著しい腎機能低下

この独り言を聞いた人は果たして信じてくれるだろうか。

三十七歳　♀。

初診　二〇一〇年五月八日。

母親に車で連れてこられた。かなりフラツキしんどいという。

二十四歳の時、慢性腎不全となり人工透析を週三回受けていた。

三十五歳、父親の右腎臓を移植してもらう。

免疫抑制剤、副腎皮質ホルモン多量服用。ひどいムーンフェイス。様々な副作用の発生。とりわけ貧血は何をやっても癒えることが無かった。脈は触れない。

古代鍼にての接触治療。「気色」が頼りの気の動きだ。瞬時の皮膚への接触だが、一回の接触を違えると優れて悪化する。これが効いた。血液検査に見事に反映した。

二〇一〇年九月八日現在、一人で車を運転し通院。見違えるほど元気になった。

生命力

これは六月のこと。

一年以上になるか。幼い女の子・S子さん。後天的低酸素脳症。

初めて来院してきた時にはほぼ無意識状態。客観的には寝ているのか起きているのか判別不明。

ところが、今、彼女は呼びかけると大よそ反応する。また、感情の起伏をも表わす。こちらが名前を呼び微笑みかけると、はっきりと喜びの意思を示す。

公立の大学病院は、一生寝たきりでこれ以上なんらの変化も生じないと告げた。加えての説明は脳の後ろ半分は死んでいると。

ところが、彼の病院の医師達も改善を認め母親に喜びを顕にした。

命は大きく答えてくれた。またまた凄いことを教えてもらった。あきらめてはいけない。

九月二日現在の状況を伝える。

鍼がよく効きだした。

お母さんの言。抱きやすくなった。あれから発作・ひきつけがまったく起こらない。

ありがたい、という。

よく視ると、

①顔つきそのものが変わった。いまではお姉ちゃんによく似た美人になった。
②あれだけ続いた発熱が出なくなった。……病院では発作止めの薬の副作用という。
③便秘が解消した。
その他もあるが、……。

鍼を工夫していることも事実だが、「身体に触れる」、「親愛の情をもって呼びかける」ことが効果をあげる上でとても大きな働きをしたと思われる。

「身体に触れる」、「親愛の情をもって呼びかける」行為は、魂に呼びかける直接の行いであることが納得できる。

水頭症の治療

筆者がいまだ三十二～三歳の頃。

両親と赤ん坊がやってきた。

生まれた赤ん坊を医者に診てもらったところ水頭症であり、脳に管を通す手術をするがよい、と告げられた。両親は、医者の言う通りにするか、あるいはその家が信仰してきた神様に頼るかどうしたらよいか、と相談。

鍼の診療所にきたのだから、鍼で治すことも考えたらどうか、と答えた。

鍼治療が始まった。

足の「照海《しょうかい》」というツボに鍼を打った。すると、わずか数回で排尿することしきり。驚くことに、赤ん坊の頭の周囲が三㎝小さくなった。これを続けること数年ですっかりよくなった。

現在、赤ん坊は三十歳を超える。普通の成年男子としてなんら不自由はない。父親になり、近況を知らせるメールが届いた。

手術する必要は無かった。

失明した患者さん

またまた、ビックリするようなことが起こった。

フィッシャー症候群。

つい一週間前に来院。四国から遙遙《はるばる》ご夫婦。

旦那さん、突然目が見えなくなった、と。病院にかかるも用を達しない。目は開かず、無理に開けると眼球は固定したままで動かず。物が見えず。常に眩暈。糖尿がある。

七月九日、再来。

なんと、目は半分以上開き景色が見えてきた。一人での歩行がかなりできるようになっていた。お腹への一本鍼が処置。この間、日に二〜三回。八回目の出来事だった。

その後　九月二日現在を報告する。

全く普通の生活。独りで行動できる。あれから白い杖はどうしていますかと訊く。家にほったらかしにしています、という。

貴方が困った時に助けてくれた物だから、大切にとっておいてください！と。

また、念のためかかった大学病院にゆく。すると、もう治っているから来なくてよい。

「病気が軽かったかな」と。

牙を抜く

長く患う癲癇《てんかん》。ときおり発狂するという。

発狂すると家人では手が付けられず、警察を呼ぶこともあるという。

患者に付き添って母親来院。狂って暴れないかと心配することしきり。

「牙を抜いておきますから大丈夫ですよ」と。

多くの暴れ狂うのは「熱」である。正しい対策を採ると危険な結果はまったく起きなかった。病の性根を明らかにし適切な処置ができればなんら問題はない。

「病を治するには本を求む」『素問』陰陽應象大論篇。

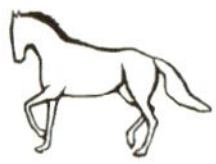

一回で治した頑固な咳と痰

八十四歳　♂。

三年前に風邪をひき爾来《じらい》咳と痰が出て癒えない。

「慢性気管支炎」という病名診断。

必ず好くなると告げ、小指にある「後渓《こうけい》」一穴に鍼をする。

見事に治った。

切除不能な進行膵ガン

七十四歳　♂。

二〇〇八年一月、某大学病院で診断。即わが診療所に来院。

抗ガン剤使用。実熱が中心。鍼治療開始。

二〇一〇年九月現在、ＣＴ画像にて腫瘍縮小を確認。

ＱＯＬ、精神面大いに改善をみる。すこぶる快調。

『鍼灸ジャーナル』誌vol.６に詳しく書いた。

統合失調症

三十五歳　♀。

初診（平成二十二年四月三十日）旦那さんとともに北海道より来院。

二十二歳頃から徐々に発症。大恋愛の末実らず。考えが纏まらなくなる。

二十三歳。現在の旦那さんと付き合いだしてより、症状少し落ち着く。高校教師となる。

　学校荒廃しストレス多し。

　妊娠するも金銭的理由から中絶。

二十七歳。ストレスから喘息出現。

二十八歳。結婚。考えがまとまらず自分の行動についての判断ができ難くなる。

　統合失調症の診断下る。

　症状としては一番酷い時期。常に興奮し、窓ガラスを叩き破る。

　精神安定剤等を服用しはじめる。

　過食し出す。一年ほどで二十五kg増量。肉食中心。野菜少なし。

　夜分就寝し難し。

二十九歳。退職し専業主婦。

症状一定落ち着くも、ストレスがたまると過食。

過食の後下痢し、下痢するとスッキリする。

口渇、冷飲。入浴により逆上せる。

肝脾同病。

三診。七月十五日。ほぼ「百会《ひゃくえ》」と「太白《たいはく》」の鍼。

三回の処置にて調子かなり好いと訴える。

九診。十月二十一日。極めて良好。職場復帰を目指す。

ストレスと飲食不節が主な原因と考えられる。治療回数は少ないが、成功しつつあると言える。当人も発症についてかなり理解しだした。

養生を説かない医療

アトピー性皮膚炎の患者。三十歳 ♂。

二歳頃から発病。色々と医療にかかるも一向に良くならない。

尋ねると、生活が乱れている。殊に飲食の摂取がまったくダメ。動物性タンパク脂肪に偏る。野菜、海草をほぼ摂らない。運動すると汗をかき悪化。ために運動全然せず、ストレスをためる。今や長引く病がまったく治らず、それも加えてのストレスだという。

詳しく問診（二時間くらい）して分かったことだ。

これではいくら治療が好くても効果を挙げるのは無理。

結構著名な鍼灸家でも「問診」を怠る者がいるが、論外だ。

脈診で何でも分かるという人たち。

この医学では病の原因は、その人の生活状況、精神生活、飲食の問題が重要とする。このような根本問題をクリアしていない医療人が多く存在している。これでは患者が病から解放されて救われることはない。

『内経』では繰り返し説明するところだ。

膵臓全摘を勧められた低血糖発作

平成二十一年六月三十日　動悸、冷や汗、身体のほてりで病院にゆく。
カテーテル検査後に意識混濁。
入院中、七月一日、七月十六日に重度の低血糖発作。
諸検査にて判明しないが膵臓腫瘍の疑いがあり、全摘を勧められる。
当人オペを拒み来院。
初診　平成二十一年八月十七日
以後遠方の故、鍼治療を単発的、集中的治療とする。
平成二十二年九月十三日現在すこぶる快調。
治療開始後　低血糖発作まったく無し。

クローン病※

平成七年生まれ　十四歳　♂。

平成二十一年一月、下痢や腹痛。五月、肛門に痛み出現。

Ｋ病院の外科受診。二箇所に膿貯留として排膿処置三回。治癒に至らず。

同年六月Ｏクリニック肛門科に受診。深い痔ろうと診立てられ同年七月オペ。

同年九月末だ膿の浸出止まず。

同年九月末。Ｉ病院にてＣＲＰ（炎症反応の数値）高く、貧血ひどく、漸くクローン病を疑われる。

同年Ｉ病院からの紹介でＯ大学病院小児科に紹介される。

入院検査の結果、大腸小腸型のクローン病（殊に上行結腸）と診断下る。

同年十月から十二月末まで入院。翌年五月上行結腸の再発認められる。

平成二十二年七月一五日初診。

気血両虚と肝鬱を認める。以後週に二～三回の鍼治療。西洋医学の服薬継続のまま。

平成二十二年九月二十八日現在、症状全くなし。ＣＲＰの数値ほぼ平常値。

このほか潰瘍性大腸炎の治癒例多数あり。

※クローン病について

　主として口腔から肛門までの全消化管全域に、非連続性の炎症および潰瘍を起こす原因不明の非特異性炎症性疾患。厚生労働省より特定疾患に指定されている。潰瘍性大腸炎とともに炎症性腸疾患（IBD：Inflammatory bowel disease）に分類される。

かずよし君（脳性麻痺）

三歳　♂。

初診　平成二十一年十二月十日。

脳質軟化による脳性麻痺。生後一歳まで嚥下困難。現在も前屈姿勢では嚥下困難。

初診当時、上肢下肢とも機能低下、ことに体幹支持不能。

鍼治療前　視力左右差あり、右弱視視力〇・一。

処置十ヵ月後、右の弱視は左とバランスがとれ遮蔽不要となる。

両眼〇・四までに回復。

平成二十二年十月一日現在　自力で座位姿勢がとれる。知能の遅れ年齢相応に回復。言葉が増えた。

Hさん　癲癇《てんかん》

十七歳　♀。
初診　平成十五年十月二十日。
十三歳三月初めて発作。硬直タイプの発作という。
同歳夏、自転車運転中に発作。溝にはまって近所の人に発見される。涎みられる。
その他十六歳夏、冬に発作。
十七歳九月、文化祭の後発作。
特徴　精神的影響、過食、寝不足、疲れが関与する。
以後、当初から三ヵ月は頻繁に処置。後は随時。
経過　処置後より一回も発作なし。脳波も処置後間もなく良好となる。
現在（平成二十二年十月六日）発作全くなし。

しんたろう君（低酸素脳症）

四歳　♂。

初診　平成二十一年八月四日。

平成十六年九月六日、母、早朝多量出血。救急で帝王切開。

仮死状態で出生。母子ともに危険な状態。

現在の状況　頸部から背部が反る（角弓反張）。舌伸張と過開口による嚥下困難。四肢無力（寝返り不能）。

平成二十二年十月七日現在

頸部の角弓反張改善。立位で常時後屈が全く問題なし。松葉杖の訓練容易となる。舌伸張かなり改善。よだれ減少。以前涎掛け日に三～四枚が現在日に一枚となる。

過開口……口が横に広がるようになる。

嚥下困難かなり改善。おかずは細かに裁断すれば食事可能。ご飯は自力で食事可能。

四肢無力……手をつきながら座位可能。手の麻痺改善し柔軟となる。手の指が運動可能となる。すりばい（ハイハイ）全然できなかったのが三ｍできる。

両腕とも指示するとその通りに挙上できる。

黄斑変性症

四十歳　♀。

初診　平成二十二年九月三日。

六年前より患う。黄斑部のみ白くぼけて見える。左右共にあるが左の症状が重い。徐々に発症するとともに進行しつつある。六年前の視力が一〇〇とすると現在六〇ぐらい。右目も次第に見えにくくなる。ここ三～四年前から光がまぶしく常にサングラス使用。日によって見えやすい見えにくいなどの変化なし。

六診　九月十日。コンタクトレンズが合わなくなるほど視力改善。

八診目　九月十七日。まぶしさを覚えなくなりサングラスが要らないこともある。

十四診目　九月二十五日。まぶしさほぼ消失。サングラス不要となる。

二十一診目　十月十五日。眼鏡を新しくする。度が下がる。

現在治療継続中。当初失明の可能性大いにありとのことで失望。が、症状好転により大いに喜ぶ。なお、患者さんは遠方の方であり、治療回数を多く保つために、日に二回ずつ治療することもある。

はるき君（脳性麻痺・脳質白質軟化症）

〔主訴〕

①手足緊張。

②角弓反張。

③四ヵ月過ぎても首が座らない。

④嚥下困難。

⑤不眠。

⑥追視不能。

初診日（平成二十一年十二月五日）

初診時　一歳十ヵ月（平成二十年二月四日誕生）。母は早産した日まで働く（健康保険組合・秘書）。生活のリズム乱れがち、ストレスを覚える。

出生　妊娠三十一週で早産。以後二ヵ月間保育器で過ごす。

三ヵ月　体重増加は順調だが、首の座りが悪い。脳神経外科受診。

四ヵ月　脳性麻痺との診断下るもあまり異常見られず。

六ヵ月　九月六日から九月二十日頃まで四十度の熱が一日おきに出現。五日間入院し点滴にて治癒。

以後ミルク飲まず、緊張が異常に強く、現在に至る。

(平成二十二年十月二十二日)

①手足緊張……かなり緊張緩む。泣いたり怒ると緊張する。肩関節常時外転、伸展していたのに、体幹の前に移動可能となる。

②角弓反張……現在まったく問題なし。

③四ヵ月過ぎても首が座らない……現在も不変。

④嚥下困難……自分で咀嚼不能だったが、細かく裁断すると噛んで食べられる。

⑤不眠……現在も眠剤服用するも不変。

⑥追視不能……治療後二ヵ月で追視可能となる。

単純角膜ヘルペス

六十五歳　♀。

二〇一〇年十月十九日、小田原市から来院。常日頃から鍼治療に大いに信頼を寄せる患者さん。今年一月白内障のオペをし、以後罹患。進行して視神経が侵されると失明する可能性があると眼科医に言われたという。右目赤く腫脹。側頭部に熱感があるという。ゾビラックス眼軟膏とプレドニンの服用処置という。憔悴した表情。

所見を総合検討すると肝の実熱。手の「少沢《しょうたく》」と足の「大敦《だいとん》」の井穴から直ちに刺絡。

朝晩の日に二回の治療。四日間滞在し連続治療。一週間、間をおきこれを繰り返す。

以後「肝兪《かんゆ》」と「太衝《たいしょう》」に毫鍼治療。

二〇一〇年十二月七日。ほぼ治癒と認める。

ただし、再発が多いとされるので経過観察が必要。

和風氏の黄疸

本症例は先考の黄疸を発した時の診療を再現し考察を加えたものである。急性の緊急を要する疾患に対処したものであり、今となっては相当改善すべき内容ではある。だが、家族の治療に真剣に対応した記録であり、専門家はもとより素人の方にもかような病にも鍼灸が適応することについての理解を得るために披露するものである。

〔病歴〕二十歳前後肺結核。五十歳代に肺ガンの疑いあり、喀痰多く出血あり。七十歳代後半心不全発作。後時々風邪をひき発熱する。

〔生活〕心不全発作の後、鍼灸を廃業。妻認知症にて数年前まで身体不自由なるに付き添い看護する。現在は藤本漢祥院二階にて住まいする。食事は少量にて健康食。但し、飲酒日に五合（原酒）、暇多く温泉に往くを楽しみとする。悠々自適。

一九九九年二月二十二日　月曜日　八十五歳　♂。

午後温泉入浴帰宅後、まもなく右脇腹から上に突き上げるものありと苦しむ。

脈　一息に三至半、枯弦にして少しく渋る。

舌　紅絳《こうこう》やや乾燥で白膩苔《はくじたい》。右片やや乾燥強く、苔が少ない。

気色　大きく問題なしとする（この時点で黄ばみを特に意識せず。普段から身体全体やや黄ばみがあったため)。

右公孫《こうそん》に二番鍼二㎜程度刺入。脈の好転を診て抜鍼する。当人も苦しみ減少するを確認し、治療を終える(この時点では、単なる湯あたりによる気逆と考えていた)。

同年二月二十三日　火曜日　午前八時三十分。

かなり症状好転するも完治してないと告げる。脈前日より少し緩むも浮き気味。風邪わずかに感受したと理解し、合谷《ごうこく》に二番鍼一㎜刺入。また前日同様に右公孫に鍼治療する。高齢者ゆえ心陽弱るを案じ、陽池《ようち》と三里《さんり》に灸すること五壮。

二月二十四日　水曜日午前二時三十分。

突如苦しみだし、トイレから部屋に帰る途中しゃがみ込む。副院長、右の公孫に二番鍼で刺入処置。弦急脈《げんきゅうみゃく》が緩む。次に右陽池に古代鍼金で補法する。巾、力は出るが、数脈変わらず。苦悩は緩解する。

蓮風診る。

気色　顔面全体黄ばむ(眼球白たま均一に黄色)。

脈　浮いて滑大、一息八至。脈力は有りと診る。

舌　乾燥、紅絳酷い。右片は乾燥更にひどく苔大いに減少し舌質の紅絳酷いのが望見できる。左は白膩苔しっかり生えている。

右外関《がいかん》、右臨泣《りんきゅう》(足)に二番鍼二㎜刺入三分置鍼。

気分の熱であることは間違いないが、この段階ではどの臓腑の熱か不明。次の処置として霊台《れいだい》、督兪《とくゆ》、脊中《せきちゅう》、脾兪《ひゆ》に三番で速刺速抜（清熱解毒）。気色好転し、脈もとりあえず安定したため、様子を見ることにする。

二月二十四日　水曜日　午前八時三十分。

顔面、体幹部ことごとく黄ばみ、黄疸であることを確認。

舌　二月二十四日　午前二時三十分の時点と同じ。

脈　滑大、一息八〜九至。右関位滑大の旺気を認める。

腹診　右脾の募に緊張圧痛顕著。

背候　神道《しんどう》、筋縮《きんしゅく》に鋭い圧痛、脊中にも中等度圧痛あり。

手足の井穴診　右第二厲兌《だいにれいだ》、右大敦《だいとん》、圧痛、激痛あり。

深夜に胸部の煩悶有るや否やを問う。

診断　「肝胆と脾胃の湿熱」（陽黄と急黄の初期）。

治療指針　「肝胆と脾胃の湿熱」を速やかに取るため、打鍼を行うとともに清熱解毒法を加える。各診法を総合し、心陽の状況を慎重に観察するとともに、黄疸の迅速な消失をみるべく工夫する。

治療　打鍼治療にて、火引きの鍼をし、右脾の募の邪を散ずる鍼にて処置。加えて五番鍼にて、筋縮、両肝兪《かんゆ》、脊中、両脾兪へ速刺速抜（清熱解毒）にて瀉法する。

治療効果　脈としては、数脈わずかに改善をみるだけだが、右脾の募の邪は大いに減少し、かつ、右第二厲兌、右大敦、圧痛の激しい痛みほぼ消失。神道、筋縮、脊中の圧痛消失。苦悶かなり緩解。

二月二十四日　午後七時。

今朝の治療後、嘔吐数回。吐物は酸味が大方で苦みを含む。大便有形物で悪臭を伴うものを数回排出。小便も回数多く黄ばみの濃い色。午後五時検温で三十七度五分。午後七時検温三十八度五分。

診断と治療　引き続き「肝胆と脾胃の湿熱」と診立て、同様の処置を施す。各診察所見は大方同前。

二月二十五日　木曜日　午前八時三十分。

二月二十四日午後七時の処置後、またも多量の大便排出し下痢し出す。小便も回数多く、量も多量。嘔吐も同様。やや憔悴気味であるが、脈、舌、排便嘔吐後の疲労感無きを踏まえ実と判断。

診断と治療　気分の湿熱が主要矛盾故、午後からの発熱消失を祈る。大・小便及び嘔吐物の多量の排泄は内熱の発散とみる。

処置　同前の治療。

以後、二月二十六日朝まで朝昼晩三回の診療を行う。この間、依然として多量の大・小便を排泄し、嘔吐は徐々に減少。かつ、午前三時から五時にかけて多量の発汗をみる。

二月二十七日　午前八時三十分。

脈　一息に三至半。舌ほぼ健康時の状態に回復。右脾の募の反応消失。

背部の圧痛もとれる。足の井穴の圧痛消失。気分頗る快調。但し、発汗は未だあり、疲労感を伴うことはない。

処置　同前の治療。しかし、清熱解毒法のみ中止。

二月二十八日　日曜日　午前八時三十分。

黄疸症状すべて氷解するを確認。脈、舌、体表観察すべて改善。気分頗る快調。

但し、三月一日・月曜日まで発汗は続き、三月二日にて発汗も止む。

当人飲酒できるかと問う。苦笑。全快と認める。当分の間、飲酒、湿を呼ぶもの、熱を発するものの摂取を禁止。

まとめ

①高齢者の急性病はかなり慎重で正確でなければならない。

②日頃の飲酒過多から脾胃、肝胆の湿熱が風邪ひきを通じて増幅し発病したものと思われる。風邪は悪寒があまり顕著でなく発しており、湿熱の気に働きかけている関係上、温病系であるだろう。

③中医学の黄疸は陽黄、陰黄、急黄と分類している。高熱と急性の発病から陽黄、急黄の範疇に入る。

④ただし、気分のレベルに止まり、営血に入らなかったため出血、意識混迷には至らなかった。

⑤それ故、気分の湿熱および熱毒を解く清熱解毒法はかなり有益な処置といえる。其の証拠に、病が重かったわりには治癒する期間が短かった。

⑥今後の養生は極めて肝要。

⑦黄疸のメカニズムのポイントは湿の存在とこれが肌表に停滞する理由を考えることである。

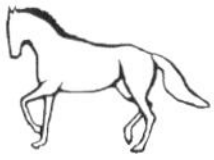

一回で難聴が治った

初診　二〇一〇年十一月二十二日。

五十二歳　♀。

昨年十一月末、風邪を引きその後、聞こえなくなり、吐き気、眩暈《めまい》(回転性)。

西洋医学にてメニエール氏病と診断される。服薬治療にて吐き気、眩暈は治癒するも難聴は徐々に悪化。本年五月よりほぼ聞こえなくなる。

風邪引き、表証より、少陽病への転化による発病と診立てる。

右足の「申脈《しんみゃく》」一穴に刺鍼。

三日後に来院。初診時に会話不能であったのが、可能となった。当人当惑。急に聞こえ出したので、ビックリ仰天。一年前から耳が聞こえなかったのが聞こえるのだ。

治療は今後継続するが、一回の治療で聞こえ出した事実。

尋常性天疱瘡※

長年本病で苦しんでいた若い女医さん（平成二十二年）。

彼女が来院してきたのは医大生の三年生（平成十八年）、同大学の先生に勧められてやってきた。大学が東京なので奈良まで来るのが大変だが、頑張って通院してきた。

平成十九年三月……口内炎が多量発生、潰瘍となる。同時に歯肉炎も増悪していた。

同年六月……水泡、掻痒、尋常性天疱瘡の症状出現。胸部⇓腹部背中⇓七月より顔、⇓頭部⇓四肢とでる。同年七月……入院。同年九月……退院。

初診　**平成十八年一月六日**。

ステロイド・プレドニン十二mgで何とかやり過ごしている（初診当時）。他、ステロイド副作用防止薬、甲状腺機能低下に対する服薬を続けている。根本的に治したいという。

診断　腎虚、肝鬱・化火・内風、虚実錯雑と診立てる。

治療指針　正気の弱りを補いつつ、肝鬱・化火・内風をおさめる。

平成二十二年十二月十八日現在　症状ほぼ消失。

ステロイド・プレドニン十二mg⇓〇・〇二mgとなる。

※天疱瘡は、皮膚・粘膜に病変が認められる自己免疫性水疱性疾患であり、病理組織学的に表皮細胞間の接着が障害される結果生じる棘融解（acantholysis）による表皮内水疱形成を認め、免疫病理学的に表皮細胞膜表面に対する自己抗体が皮膚組織に沈着するあるいは循環血中に認められることを特徴とする疾患と定義される。

　尋常性天疱瘡の最も特徴的な臨床的所見は、口腔粘膜に認められる疼痛を伴う難治性のびらん、潰瘍である。初発症状として口腔粘膜症状は頻度が高く、重症例では摂食不良となる。口腔粘膜以外に、口唇、咽頭、喉頭、食道、眼瞼結膜、膣などの重層扁平上皮が侵される。（難病情報センター　http://www.nanbyou.or.jp/sikkan/074_i.htm）

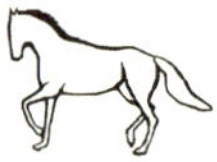

糖尿病で鍼治療後、好転した例

七十二歳　♂　身長一六三㎝、体重七十㎏、町の議会議員二十二年目、現在議長。

初診　平成二十一年十月二十三日、糖尿病。

以後遠方のため単発的に鍼処置。

平成八年頃から悪化。

平成九年十月一日　随時血糖三三五㎎／$d\ell$　ＨｂＡ１Ｃ七・九

平成二十一年十月二十三日　随時血糖三〇〇㎎／$d\ell$　ＨｂＡ１Ｃ七・九

平成二十一年十月二十九日　随時血糖一三〇㎎／$d\ell$

平成二十一年十二月十日　ＨｂＡ１Ｃ五・七

平成二十二年七月一日　体重五十七㎏に減少。

生きる

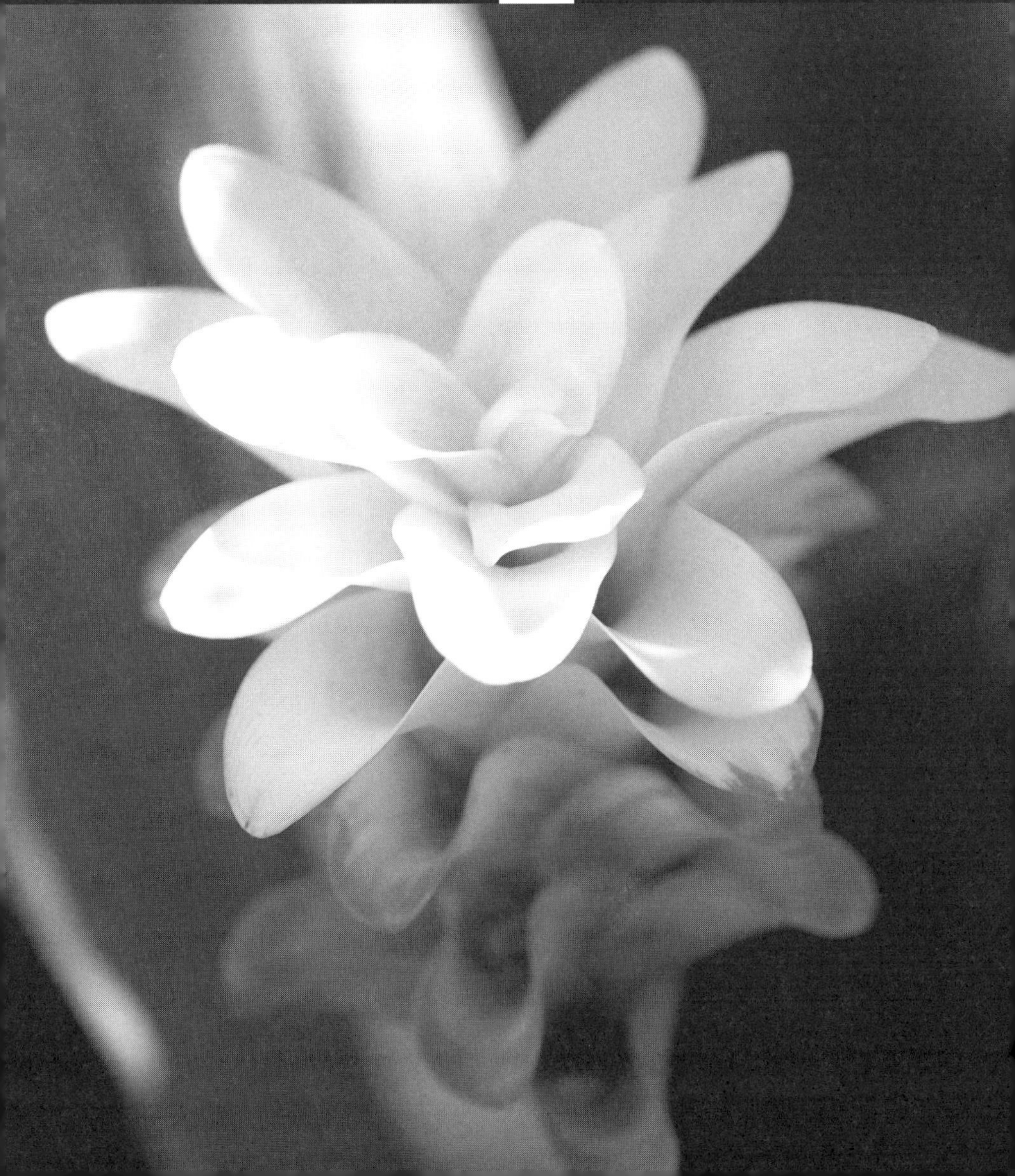

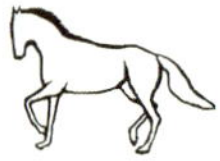

心の消しゴム

人は思い悩む。ああではないか、こうではないかと。多くは思考ではない。悩みなのだ。

ロダンの「考える人」というのがある。人は座り下を向いて右手であごを支えている。人は悩むと下方に頭を垂れる傾向がある。

昔の坂本九の歌に「上を向いて歩こう」がある。このことを指しているのだろう。

だから、下を向くとは、大方は心を病んでいる姿だ。

考えるのと悩むのとは明らかに違う。そして人は悩みの上にさらに悩みを重ねる。心という黒板や、ホワイトボードに、幾重にも書き加えられる文字。やがて何が書かれているかも分からなくなる。当人の困惑となる。思考は大きく退き混沌となる。純然たる病だ。

コンピューターならリセットが必要となる。人は簡単にそうはならない。

解決法の一つを説こう。

就寝前に己にこう言い聞かせるのである。

今日あった出来事一切は全て終わった。明日からは過去に囚われず、一から始まるのだ。

私は今白紙に戻ったのだ、と。

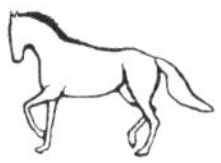

魚を焼きながら手を合わせる

この歳になると不思議なくらい親を思い出す。

思い出の一駒。

筆者が小学校高学年の頃だった。

海で釣ってきた魚を皆で食べようとした。

先代が魚をアミに乗せ焼きかけた。

するとしきりに合掌しているではないか。

何故だと訝《いぶか》る。

「一つの生き物を潰して食べるのだよ。……魚からすれば人に食べられるために生きているのではないよ。……せめて供養をし、人はこれに感謝せねば。……もったいないではないか。……」。

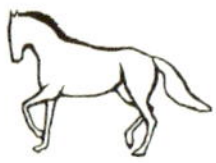

恐れ

恐れには、①怖がる気持ち、②敬い、かしこまる気持ち、畏怖という意味がある。

恐れと恐れ多いは繋がっているようだ。

大和三山・畝傍《うねび》、耳成《みみなし》、香具山《かぐやま》は古代から有名。「春過ぎて夏来たるらし白たえの衣《ころも》干《ほ》したり天《あめ》の香具山」などの歌がある。このような三つの山、古代の記録・万葉集などによく出てきている。ところが、実際には近くにより大きな山・三輪山がある。

何故三輪山が述べられていないのか。賢者は答えてくれた。

「先生、それは恐れ多いからですよ」と（三輪山は古来、信仰の対象として敬われきた）。言《こと》の葉《は》、つまり人間の概念に乗せるにはあまりにも恐れ多いこと、と古の人々は考えたのだ。勿体ないということは恐れから発していたのである。

医療者はかけがえの無い命を扱うのだ。これに対して「恐れ」を持つのは当然。

「魚を焼きながら手を合わせる」……。

かの有名な密林の聖者といわれたアルバート・シュバイツアー※博士は「生命への畏敬」と言った。

※アルバート・シュバイツアー（Albert shwetzer）一八七五―一九六五、フランスの神学者、哲学者、医師。

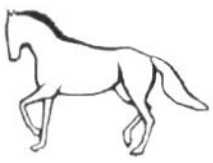

借景

造園技法の一つとされる。庭園外の山や樹木などの風景を、庭を形成する背景として取り入れるとされる。

「個」を生かしているあらゆる背景を意識して採りあげ「個」を更に際立たせる。

己を支え生かすものへの感謝があるように思える。この感謝こそがまた己を生き生きとしたものにする。

農耕人の自分を育んでくれている自然に対する思いと姿。

見事な「己」と「大自然」の調和だ。

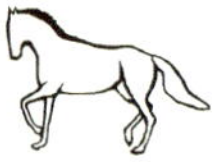

精霊流し

お盆・盂蘭盆《うらぼん》・盂蘭盆会《うらぼんえ》は祖先の冥福を祈る仏事。

あの世におられる御先祖様をこの世にお迎えし、霊を慰め、またお送りすることをいう。迎え火を焚いて死者の霊を迎え、精霊棚に供物をし、お経をあげてもらう。また墓参りし、送り火を焚いて霊を送る。この送り火の行事が「精霊流し」。

子供の頃、夕方になると浴衣を着せてもらい提灯に灯を入れ墓参りした。墓参りを済ませると、カキ氷、出雲そば・わりごそばを食べさせてもらったことは最大の幸せだった。

川辺にしゃがみこみ精霊流しをした記憶が鮮明に残っている。

日ごろ忙しく働く大人や親と触れ合う貴重なひと時。提灯の火に映し出される親しき人たちの面影。今となっては彼の人たちも御先祖様となっておられる。

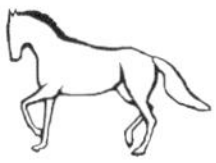

安心

仏語では「あんじん」と読む。

仏法の功徳によって迷いがなくなった安らぎの境地をいう。

信頼関係から生じる「安心感」は医療にとって極めて重要な問題。

あるガン患者さん。

全く同じ抗ガン剤を使っても、気に入らない先生からのものはダメージが大きく、信頼できる医者からのはほとんどそれはないという。

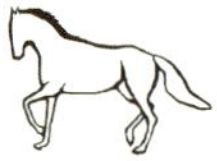

触れる❶

今しきりにスキンシップということが言われる。

もともと四足獣にはよく見られる。馬では互いの「かゆい」ところを首で擦りあう。相互の気持ちを通い合わせているのである。

また、他のもの・犬猫を中心に、互いの皮膚に舌で撫で回す。信頼と愛情を示す行動。人でいうキスだ。

元来、医学では患者の身体に触れ、かつ「おかげんは如何」と問うたものだ。

明治時代の医師たちも打診、聴診といい、患者を撫で回した。患者はタッチされることで、先生はきっと私のことを分かってくれると安心した。

斉藤茂吉の子、北杜夫は、『楡家の人々』の中で、楡氏は患者の耳を覗き、脳が腐っていると述べ、結構患者は納得したと書いている。

ところが、当今は機械が発達し、客観的という神がかりが憑きまとう。人、命は人が作ったものでなく、いまだに認知は大いに未完成。患者は納得できない。医師はデータではこうだから貴方は間もなく○○となるとご託宣。患者曰く、でもなーと。ちなみに、データは生命現象の一つの指標にすぎない。

挙句の果ては、「貴方ガンです。もう幾月ももちません」と親切にのたまう。

がしかし、患者にとっては死刑宣告。

筆者はこのような医師の発言により病が悪化し亡くなった人を沢山経験している。

決してドクターを貶すわけではない。己の医学に対する信頼から忠実に行動されていることにはそれなりに正しいとも思う。ただ、患者という、弱い生き物人間にとって、過酷な宣言だといいたい。

医師も一人の人間だ。貴方にとってこのような発言を最も信頼する人から言われた場合、ショックを受けないはずはない。強弁すればいくらでも理由はある。残った人生を……とか。だがどうしても、悲しい、辛いがある。

そこに幾ばくかの優しさがあればどのように行動し、発言すべきか！

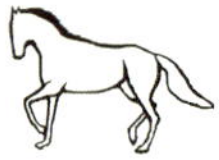

触れる❷

さて、問題は東洋医学。

望・聞・問・切とはこの医学の確かな診断のための大切な診察。望は視覚、聞は聴覚と嗅覚、問は東洋医学的問診、切は身体に直接触れて診立てる治療を根拠づける診察。素人の方々が理解しやすいよう述べれば、こう言える。

ここで注目されねばならないのは、最終的に患者さんに切・触れることにあるのだが、それに至るプロセスが大事。

患者さんを第一に思えば、望⇩聞⇩問といわば、遠くから近づきやっと彼に触れるのである。患者さんを気遣う慎重な所作とは言えないだろうか。人と人とが理解しあう一定の大事な手順といってもよい。

こうして到達する「触れることは」格別の意味を持つ。

さて、この医学が「触れる」のは何を知りたいために行うのか。結局、気の歪を知る最終的結論を得んがためである。ツボという身体の表面に表われる、いわば、体内における変調・気の歪を察知したいがためだ。

この行為は同時に、患者さんが持つ個体の気と診療する側の気が相互に模索し、その中で患者さんの気を直感的に理解しようとするものである。

このような行為は、患者さんにとって、まず何よりのスキンシップであり、動物・四足獣の時代にあった本能を呼び覚ます。

安心、安堵の世界。まさしく、幼子が母の愛撫と抱擁によって得られる境地なのである。

その中での理解が診察、診断であった。


医学医療とは本来、安心と安堵を求める手段であると言えよう。

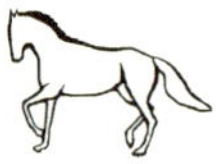

恥

「人が生きているのは、その人なりの誉《ほまれ》があるからだ。誉が傷つけば恥を知らねばならない」とよく言われたことを思い出す。いわばプライドが大切ということだ。

時代劇の侍が出てくるシーンでよくある言葉。

「恥を知れ！」がある。武士道に反する言葉、行動に対する叱正《しっせい》だ。

言い換えれば、何某《なにがし》かの言動に責任を持てということにもなる。

人が生きていく上で、恥を知り、責任を持つことは社会的道義心であるばかりではなく、自分の生きてゆく道筋を明らかにすることとなる。

昨今の政治家は発言がブレルという。

人の上に立つものが言葉に一貫性がないようでは正しく恥である。

わが鍼灸界にも無責任な発言をし、人を惑わすものが多々存在する。

誉れと恥についてとくと考えようではないか。

背に腹は変えられぬ

「人間この未知なるもの」とは誰かの言葉。

石川五右衛門の釜茹で（釜煎り）の話をご存知か。

茹でられた当初は子供を抱いて守ったが、熱さが酷くなるとわが子を下敷きにして乗ったというのはかなり有名。背に腹は変えられぬ。差し迫った危険を掃うため、子供のことを顧みるゆとりが無くなったのだ。

ここでは己の危急を避けるための咄嗟《とっさ》の反射的行為となる。いわば、生物の「自己存続本能」とでも呼べる行動に出たのだ。

このような点を鑑みると、繰り返される子殺し、親殺し、いわば親族殺人（殺人罪の中では刑がかなり重い）などがある程度説明できるように思える。

また、後になっての戦時中の元兵士の反省、反戦の言葉をよく聞く。

これとても、がんじがらめの国の命令の中では、躊躇《ちゅうちょ》する間もなく行った所業と言えるのではなかろうか。

人が人を殺し合い傷つけあう「愚かしさ」は何時でも誰にでも起こりうることだ。

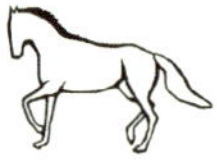

この頃巷に流行るもの

この頃巷に流行るもの。

理想を掲げ、一向に実行しない政治家気質。

後期高齢者などと「尊称」を与え、地獄に落とす悪しき政策。

知らぬ存ぜぬといいぱっなしの政治家、金儲け。

この頃巷に流行るもの。

牧童のズボンだから穴だらけのジーンズを履く。これがオシャレというから驚きだ。

若き子が人前で平気で化粧する。かつては「完成」するまで公衆の面前に出なかったものを……。化粧してもどうにもならないこともある。

電車や駅のホームで椅子があっても「地べた」で何食わぬ顔で座ったり寝転んだり。ホームレスじゃあるまいし……。

消費税、消費税と叫び、貧しき人たちが困る飲食物にもかけるとは……。

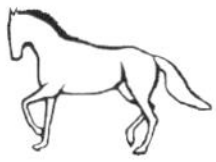

判官びいき

源義経こと九郎判官義経（一一五九―一一八九）、幼名牛若。薄命であり、日本人の愛惜し同情してやまない英雄。これが転じて弱いものに対する身びいき。

可哀想な運命とその人に特別な感情を持つ。これは古くからの日本人の心馳せ。

後世、江戸元禄時代には商人を中心とする庶民文化が花開き、その代表が歌舞伎。歌舞伎の世話物に、悲恋・心中を扱ったものが多いのもその一つ。

有名な歌舞伎脚本作家・近松門左衛門には「曽根崎心中」、「冥途の飛脚」などの作品がある。このような悲しい出来事やそれに登場する可哀想な人物に心を寄せ嘆き悲しむことを人々は美学とした。

物悲しい浄瑠璃語りや、これに対応する太三味線のエレジーは雰囲気を盛り上げる。

筆者の祖母などはこのような観劇により、涙顔に感動していたのを思い出す。

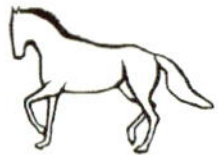

不思議

不思議とは何だろう。

今まで経験したことがない事実に出遭う。

西洋医学しか知らない人が東洋医学が行う事実に遭遇すると不思議に思う。理論上あり得ない理論に出遭ったり、それが現実に生じたりする。

これを不思議というのだろう。

思えば、生きていることそのものが不思議だ。日々様々なことが起こり、解決しようとする。生きてきた達人達でも、それは「手探り」だという。

とすれば、不思議を生きるチャレンジャーが人といえるかもしれない。

モンゴル大草原を駆ける❶

一九八九年四月の終わり、内モンゴル・シラムルン大草原にいた。

草原は三千kmにおよび外モンゴル・ウランバートルに続くという。抹茶色に染まるなだらかな大地。一筋、二筋の茶褐色のむき出しの地面が少しく蛇行し、草原の起伏に合わせてうねる道である。はるか遠くには幾つかの丘が揺れて見える。

奈良の二月頃の気候に似ているのか。突風がときおり肌を凍えさせ、吐息が白くけむる。馬の旅は、パオ(モンゴル語ではゲル)を起点としてここ数日様々な方向へ二〇～三〇kmずつ駆けてみた。行けども行けども大地のわずかな高低を覚えるだけ。ほとんど景色は変わらない。終いに怖くなってきた。広い広い世界なのに。

子供の頃、狭い空間・段ボールで作った部屋でよく遊んだが、やがて息ぐるしさに怯えて中断した。これに似た感覚と言えようか。息苦しさがある。

一瞬ひらめいた。チンギス・ハン※が世界制覇をなした原動力の一部ではなかったか。広い広い草原の息苦しさに耐えかねて。

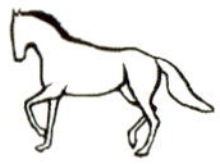

※チンギス‐ハン（Chiggis Khan　一一六二？―一二二七）
　モンゴル帝国の創始者。廟号は太祖。幼名テムジン。一二〇六年、全モンゴルの部族を統一してチンギス・ハンの称号を得た。西夏・金などを討ち、さらに西アジアのホラズムを攻略して支配下に収め、南ロシアを含む大国家としたが、遠征中、陣中で病死。（『大辞泉』に基づく）

モンゴル大草原を駆ける❷

　世界制覇を夢見て、戦の足として、また友として扱った馬だ。

六名の隊員とともに馬上の人となる。ムチをくれる。反応を示し興奮する。小柄であるが気性は荒い。それだけに敏感で繊細。悍馬なのである。一気に駆けてみる。

風がすさまじい。景色は急ぎ足で陰影を落とし消え去る。

我に返る。仲間の安否を気遣う。大方の人は素人。だが、上手く乗っている。以後は彼等を前に行かせ、後方から見守る。面倒をみながら楽しめる。一団の騎馬隊は上下に揺れる丘たちをひた走る。


　通常乗っているサラブレッドは下り坂を怖がり嫌う。モンゴル馬は違う。これをものともせず、合図を送れば即、勇猛果敢に動く。急なるカーブにもよく従い、手前も自在に変換する。柔軟なカラダを巧みに収縮させると、パッサージュ（気取った踊り）をする。

　敵との戦に備え幾度となく調教したのであろう。このような血脈が連綿と受け継がれていることがわかる。胸が熱くなる。大草原の馬が気に入った。一気に駆けてみる。

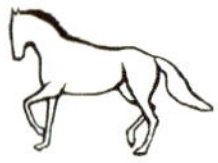

生きる

嘆き

患者さんに接しているのが好きだ。

暗い顔に会う。どうしましたか、と。

何故わたしだけ、何時も不幸が起こるのか、という。

生きている証拠ですよ、と。

大なり小なり生きていると必ず問題が生じてくる。これに対してどういう姿勢で立ち向かうのかが大事。何かあれば、問題に対して拒否反応を示す。これでは生きている意味が分かっていない。必ず問題は追っかけてくる。解決につながらない。

笑い飛ばす。これができれば人生が明るくなる（もっとも、タモリが言うように、明るすぎが人を暗くすることもあるのだが）。

繰り返し、問題には回答があり、障害は乗り越えるためにあると説く。

また、このようなマイナス思考・生き方をすれば「苦労癖」がつく。染み付いたものはなかなか取れない。やがて「慢性病」となる。

二十歳以前の筆者もこのような「苦労癖」を背負って生きていた。

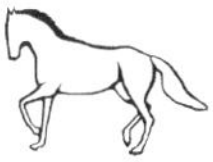

身体とこころ

「健全なる精神は健全なる身体に宿る」とは、古代ローマの詩人ユウェナリスの『風刺詩集』に由来するという。

いま日々診療する患者さんに精神科の疾患が多い。現代社会を反映するのか。

統合失調、パニック障害等々、数をあげればきりが無いほど。その扱いは、精神科は無論、心理療法、催眠療法……と、これも対応無数。だが、ここに問題がある。

「こころ」の問題だから、「直接こころ」を処置するという直線的発想に大いに疑問を持つ。けだし、こころと身体は不可分なのだ。

このような対応無数によって癒えない患者さんが多く来院するという事実がある。そしてかなりの成績を収める。

こころの病は必ず身体に映しだされ、しかも、身体の調整を経てこころも癒されることは少なくない。こころを遮二無二癒そうとはせず、身体に納得をさせたほうが早いようにも思える。こころを病めば、自然と身体が疲労する。だから、こころの器である身体を治すことはこころにゆとりを与える。こころは身体に宿り、身体はその器をなす。

「健全なる精神は健全なる身体に宿る」。真理の一面であることには違いがない。

「嘆き」で述べたように、「苦労癖」のようなこともあるが……。

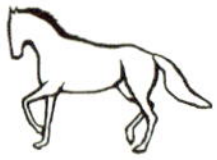

性格と根性は変えられるか

かなり変わると言える。

筆者十八歳の頃、いかにも神経質で頑固そうな面であった。

あの頃はイラつきがきつく、胃潰瘍を患いよく吐血した。

あれから五十年が経つ。

鍼灸院を開業し、短時間に多くの患者さんを診た。

彼らが何故病むのか。その多くが理解できたのである。これに納得できると自分の病がみるまに癒えてきた。更に三十七年前に乗馬を始め、ますます心身ともに健やかになった。

駄洒落を言って笑い飛ばし、時には励ます自分に我ながら呆れることがあるくらいだ。

今出会う人たちは、かつての姿からは想像できないであろう。

考えの転換と身体の鍛えによって、極端にいえば「人格」が変わったのである。病める人たちに鍼をして、これまた人が転換したのを数多く経験した。人は変わるのである。

心コロコロの病

心って何だろう。
さっき思っていたことと今違うね。でもこれが当たり前だよ。
コロコロ変わるからこころなんだ。
川の流れは一つだけれど。同じように見えても違うんだ。
見た目には一つの流れが見えるね。でも水自体はまったく別物だよ。
心の病はこのことを錯覚してるんだ。
外の世界は全て移っているんだよ。内の世界が変わらなきゃ。
おかしいね。おかしいね。

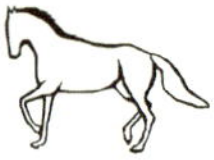

生きる

気づく

ある遠方の弟子。研究会に入りかなり活躍してくれている。

当初、身体の具合が悪いと訴え、よく鍼治療を求めてきた。異常に緊張し、手足の裏から発汗していた。

あれから十年近くになろうか。今日もまた身体を診た。

かつてに比べかなり好くなっている。

「気づく」……。そう患者さんから学んだのだ。診療を通じて。

「ものを苦にしない」ことに気づいたのだ。

「わかったみたいだね」と。笑顔で頷いた。

「この〔気づく〕を広めよう」と。また笑顔で頷いた。

ホトビレル

ホトビレルは大阪弁である。大阪は昆布の町。昆布を水に浸すと大きく伸びる。大きく伸び広がる。転じて寛ぐの意味。

お風呂に入り身体も心もノンビリとすると「ああーホトビレタ」という。リラックスだ。

人が生きてゆくのに必要な「空き」である。

「空き」がなく緊張が続く。これが長年取れなければ常時要らない処が緊張し震える。

パーキンソン病だ。

また緊張が連続するともう緊張が出来なくなる。うつ病の始まりだ。

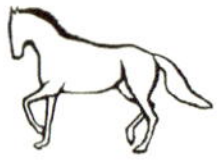

生きる

笑うとありがたい

心の底から笑う。「笑う門には福来る」という。

笑うという感情表現は人にのみ現れることのようだ。

よくテレビなどで他の哺乳動物・犬猫が笑うということが映し出されるが、これは人間の眼にそのように見えるということだ、と思う。

難しいことを言うつもりはない。笑いや感謝が人の心、肉体に及ぼす影響について言いたいのである。笑いは喜ぶことに多くは通じている。だから、人々は「笑い」を求めるのではないか。「笑う門には福来る」という。

笑いは人々の緊張を解してくれる。日々緊張の毎日にホトビレをもたらす。

「ありがたい」という感謝の念はこれまた人の心を和ます。

己の存在についてよくよく観察すれば、あらゆる働きがあることに気づく。どうかすると己が全て何かやることによって結果として良いことが起こっているように思える。

だが、思考をこらすとそうでないことにすぐ気づくであろう。

「笑いとありがたい」は人生を明るく豊かにしてくれることだ、と思う。

楽しく生きる

毎日うっとおしい日々を暮らしていた。

今本当は楽しいことに気づく。そのように生きていなかったからだ。

今君は何をしたいのか。先ず目標を立てる。願いをはっきりさせる。後はそれにいたる道程には幾つかある。幾つかのどれにするか一つに絞る。後は実行するのみ。

実行する場合、どうすれば楽しくできるか？

よーくよーく思索せよ。

単純な散歩も工夫次第でとても楽しくなる。

天はみずから助くる者を助く。

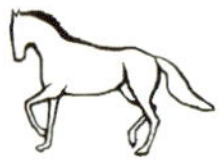

散歩

散歩は逍遙ともいう。逍遙とは、荘子、内篇・第一「逍遙遊篇」から出たもの。

そこでは心まかせの自由な世界を詠う。

実際、あてど無く彷徨《さまよ》う気ままな散歩は、身体も心も自在となり世界が広がる。医学的な効用として、身体がよほど弱っていない限り勧める。当然、力んだり、セカセカした気分で行うのは良くない。一般的には、朝晩二回を四十分ずつ実行するのが好ましい。

失礼な言い方かもしれないが、ご高齢の方のダラダラとした歩みに似る方が目的に適う。

そこで、運動としてみた場合、一見楽な動きのために、必ずしも良いように思えないが、実は大変な効用がある。

まず、関節や筋肉、腱などに大きく負担をかけることがない。しかも全身が温まり、それに従って諸々の関節、筋肉、腱がほぐれ、無理なく大きい運動ができる。その上に、セカセカとした緊張がないため、心が伸びやかになる。

そこには呼吸の乱れも伴うことがない。気功の運動と同じだ。

因みに筆者は「歩行禅」とこれを呼ぶ。

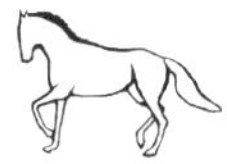

森・もり

森に入ると妙に落ち着く。命の洗濯になるのだろうか。

殺伐とした人為の世界に草臥《くたび》れ、それゆえの緑を求めるのかもしれない。

森と言えば、まったし緑の洞窟のように思えるが、実はより広がりを見せる世界だ。あちこちにさす木洩れ日は、重厚なものから明るく華麗なものへと幅を持たせる。明るい白に対する茶色の大地。これが深緑に映え素晴らしいステージを演出する。

だが、これを一時の休憩所と意識しがちだ。

現代の穢れを落としきれないのかもしれない。

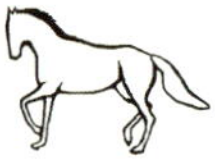

命は一度

命は二度とない。
一から分化した個は、元親から命令された消耗品。
消耗の故に、二度と返らざる一瞬の尊さ。
それは綺羅《きら》らかな花火の如し。
粗末にするは元親にそむかう行為。
誰か知るその大なるを。
一瞬こそ永遠なり。一瞬こそ永遠なり。

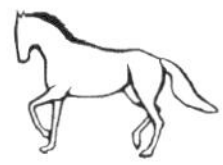

生きること

生きることは、生きること。
問題のないこと、あるはずない。
山とおぼしき問題は、乗り越えるために存在す。
いいではないか。
折角与えられた人の世の出来事。
己の運命だ。
これを全うせずに己はない。
ニッコリ笑って受け取ろう。
楽しく生きる秘訣だよ。

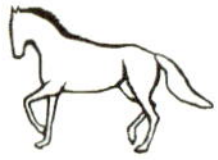

省く

枕草子の文言省くに凝る。
心の捌《さば》きもこれ大事。
生きる世界に限りあり。
人の世生きる肝心は、要と不要を弁別す。
もつれた問題、瞬時に解決。
整理整頓省くが大事。
病の診立て、整理整頓省くが大事。
標本のみに省くが大事。

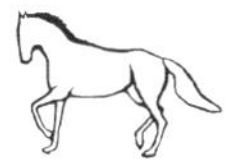

花の間一壷の酒

実千代女、我に中華の一酒を与う。酒壷の外壁に一首の五言絶句詩あり、これを見るに共感すること頗るあり、よって大和言葉に返す。恐らくは李白の言葉ならんか。

花間一壷酒　　独酌無相親
挙杯邀名月　　対影成三人

花の間にひと壷の酒　　独り酌するに相親しきなし
杯を挙げ名月を迎え　　影と対すれば三人を成す

花が飾られた部屋に酒を入れた壷がある。互いにいとおしむ者は誰もいない。独り酒を飲む。だが杯を干すに名月がいてくれる。だから、誰もいなくても俺と名月とそしてその影を合わせれば、賑やかに三人もいるではないか、何も寂しくはないよ。

酒と雰囲気があれば人生最高。

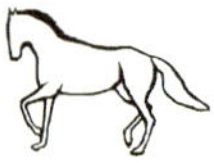

霊能者

霊的存在や霊的世界と接触・交流する能力を持つとされる人（『大辞泉』）。

神霊治療家、HEALERともいう。優れたHEALERもおられるようだが、本物は少ない。

ところで、healというのは病を癒す意味があったようだ。

Your burn will soon heal (up).

貴方のやけどはすぐ治るでしょう。

Time healed my sorrow.

時が私の悲しみを癒してくれた。……『ジーニアス英和大辞典』

……のように。

現在、HEALERと呼ばれる人たちはいささか神がかり的である。

このような神霊とか霊能とかいう問題に対してどのように対処すべきか。

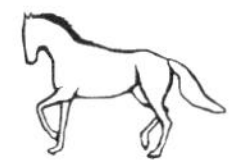

気一元（東洋医学）の世界からすれば、可能か可能でないかといえば可能だと言える。

通常の人であってもある程度起こりうることだ。万物万象とつながりを持つというのが気一元。親しい人が亡くなる折に枕辺に立つとかはよく耳にする。

必死に思う人があるところにいてくれると感じれば、かの場所に実際いてくれる、など（ユングの共時性）。

敢えて否定することもない。

ただ、これに限局して世の中を見るならば、「霊能・れいのう病」となる。れいのう病は所詮「病」の一種であることを悟らねばならない。

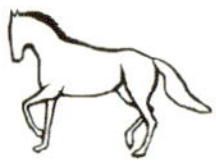

遠きにありて思うもの

近すぎて価値が分からないということはしばしばある。

身近な親はことにそうだ。

亡くなってはじめて気がつくのは品格のある父親である。同業者として自分が道を求めているとハッと思うことがある。問題が生じ、同じような場面に出くわした時、いとも簡単に解決していた。今の己ではそうはゆかぬことがあると思い知らされる。

存在しないことによって「身近」が離れて客観視できるからであろう。

「故郷」ではないが、「遠きにありて思うもの」は親かもしれない。

咽元すぎれば

「咽元すぎれば熱さ忘れる」という言葉がある。
熱いものも、飲み込んでしまえば、その熱さを忘れてしまう。
かつて苦労した記憶が薄れる。或いはそれによって助けてもらった人たちの恩義さえも
忘却する。
今を、そして未来を生きてゆくために、過去の残影を処理しているのかも。
であっても、大切なことは薄れてはならない。

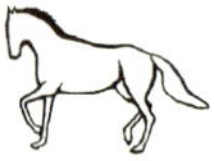

日本人の美意識

日本人の美意識には、侘び、寂びというのがある。

人が手を入れるのだが、創作にあたって作り手自身が無為に近づき事をなす。できるだけ人為を避けようとする。それはまったき揃うのではなく、素朴で何か不足を覚えるが、そこに完成度の高さがみられる。それは時を経た古さが伴うと更によい。

完全は不完全の手前。完全であってはならぬ。

大調和が存在する。

神社・仏閣

神さん仏さん詣では不思議とありがたい。

ありがたさを強く受けるのは、やはり深山にあり、人の近寄り難いところにあるみたいだ。苦労して長い道、険しい場所を切り抜けて目的の地に至る。思いは踏破の末の満足感がある。

ふと見上げると、尋常ではない大きさ、しかも威容な建物が現れる。汗をふきふき目を凝らす。ありがたい思いに駆られる。

俗界を離れ何か神聖な感じがしてくる。常々喧騒の世界に身を置いているからなのだろう。心が洗われ清らかとなり、魂が落ち着く。

長い時を経て人々が敬ってきた、彼等を安穏に導いてきた力が存在する。

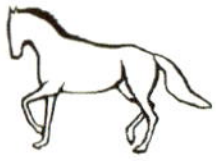

生きる

四苦

大変苦労、また難儀することを四苦八苦するという。

もと仏語で、人のあらゆる苦しみをいう。

四苦。四苦とは生、老、病、死。

仏教では生まれること自体が苦しみの一つとする。やがて年老い、病にかかり、死に行く。人の一生は苦しみそのものだ、とする。仏教ではこのように人の世を描く。

この中で、人の努力である程度救われるものがある。

それは病である。

人にとって医学は極めて大事なもの。医学の次第により、かの人は地獄、極楽の選別がなされるわけである。東洋医学はこの点で大きな働きをすると考える。

抜苦与楽（苦しみから解放し、安楽を与える）。

これが医学の原点であり、到達点でなければならぬ。

道

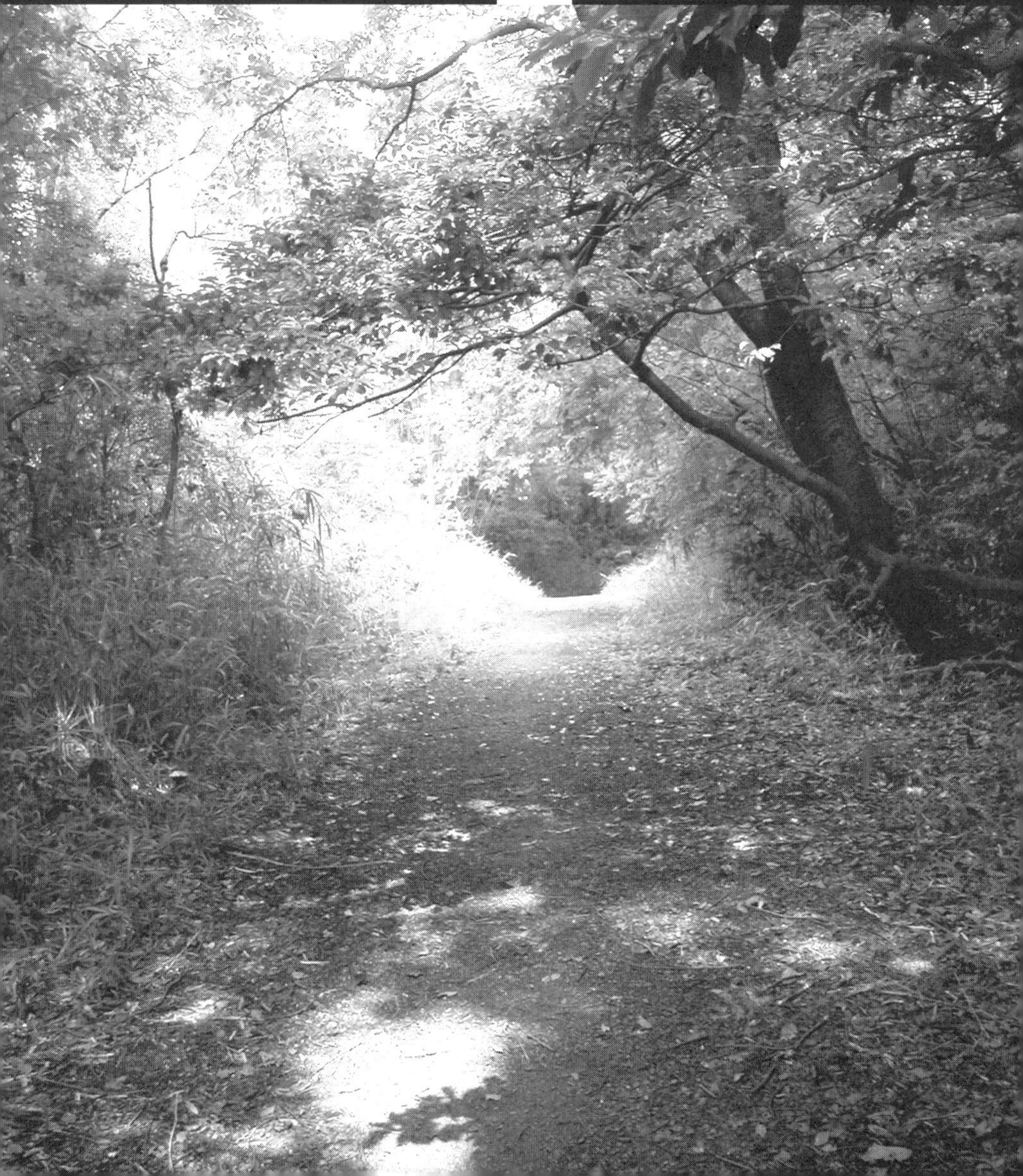

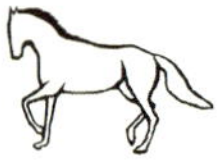

道

魂の救済

繰り返す癒しの業。
違《たご》うこと無き癒しの技。
怒り人、悲しみ人、落ち込み人。
鍼を用いて身体の転化を魂浄化につなぐ。
悠久の歴史と真実。
我は進まん。
鍼の真実。
恬淡虚無※世界への誘い。

※心がさっぱりとしてこだわりのない意。『素問』上古天真論篇「……恬淡虚無、真着従之、精神内守……」。

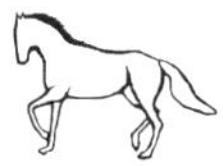

願い

源《みなもと》遠く、流れは長《なが》し。
さだかなる多くの真実《まこと》。
まことの用なれば災いはなく。
浜の真砂《まさご》の病める民人《たみびと》に、いざ差し伸べよう鍼医学。いざ知らしめようこの優位。
わからず、ふしあわせが無いように。
気の世界の実在は、すべての不明を解き明かす。
生きてる楽しさ幾年月。生きてる楽しさ幾年月。

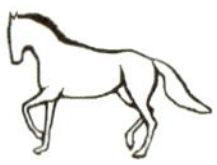

知られざる生まれ

何から生まれしか。何から生まれしか。
自分、俺、私。
不滅で偉大な存在。大いなる父。大いなる父。
戸惑いあれば、戸惑いあれば、聞くがよい。
何の意味あり、存在するのか。
目的を違えてはならぬ。まことをもて。聞くがよい。大いなる使いとして。
命ぜられしものを。命ぜられしものを。

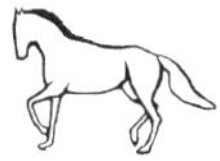

行く川の流れ

行く川の流れは絶えずして、しかももとの水にあらず。
己の前に立ち行く諸々の影は浮かんでは消える。
だが、個々は厳然とした事実。二度と帰らざる世界。
正しくとも間違っていても。今あるたまゆらを大事にせず、己の存在は何処ぞ。
花火のきらめき、爆発は魂の輝き。
やがて有の輝きは消えようとも、無限大の次元に生きる。

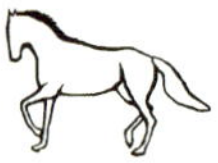

道

鍼持つこと

鍼持つことは、癒すこと。
癒す心が真ならば、揺れる心で触れてはならぬ。
病める人々彷徨《ほうこう》す。
堅い鍼医は雑事でも、心の善し悪し弁《わきま》えて、患い人に向かうなり。

鍼持つ喜び

鍼持つ喜び癒すこと。
人の救済のみならず、我も救われ楽しい日々。
生きる喜び鍼との出会い。
笑顔が笑顔をと波紋となる。
悪しき縁《えにし》を転化して、よき運命に向けるなり。
神に近き仕業《しわざ》なり。
幸いなるかな。幸いなるかな。

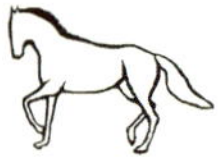

道

愛でられしもの

モノを歓び感謝を忘れず、しばしの不具合好しとする。
長い流れで己れを見つめ、幸い来るをしばし待つ。
人の幸せ自分の歓び。
自然の恵み厳しさ学び、社会に位置するわれを弁え、すべて太極陰陽、大ハーモニー。
嬉しきをただただ仰ぐなり。

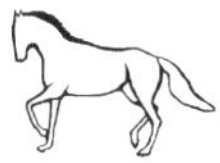

道

柔らかきもの

生きものは柔らかいのが本当だ。柔らかくしなやかなのが本性だ。
芽生えるものと枯れるもの、柔らかい堅いが大事なり。
あらゆる運動みなたおやかに、やり損ずるは背くがため。
童《わらべ》ゲームはマニュアル要らず。
心しなやかその故に、生死分かつは硬軟違う。
胃の気の脈診しなやか求む。
臨機応変この医学。臨機応変柔らかい。臨機応変柔らかい。

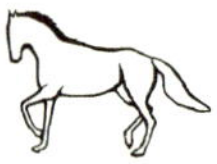

心の主《あるじ》

うつむくことは情での迷い。
さまよい、「考え」、違いすぎ、気遣い、理知であるはずない。
もとある姿は淀みなし。
筋道立ててロジックを、多くの眼差し視るがよい。
心を使うは主《あるじ》なり。
下僕が主であるはずない。下僕が主であるはずない。

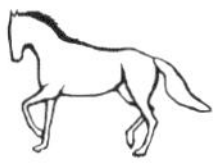

坂の上の雲

夢を見ずんば男子たることなし。
正しき勝負を挑まざれば男子たることなし。
義を見てなさざるは勇なきなり。
心ここにあらざれば、見れども見えず、聴けども聴けず、食えどもその味を知らず。
一心不乱にあらざれば事をなさず。
我の眼前に一条の大道あり。一条の大道は鍼の大道。
いざ行かん。いざ行かん。
鍼の道は我が大道なり。

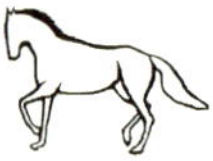

与えられしもの

燦燦《さんさん》と降り注ぐ偉大な力。 生きてゆくのに必要な多くの存在と力。
何をやっても、 出来ても、 当たり前。
だが、 すべて与えられしもの。 愚かにも気づかぬ。
この命も与えられしもの。
生まれてこのかた様々な運命を背負う。 個性的な命に対する鍛えだ。
相対的に生じる苦痛。 どう納得するか。
かつての若さでは気づくことが無かった。
与えられしものは、 失うことによって……。
与えられしもの。 有難きもの。

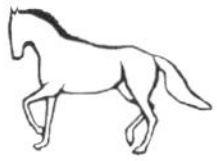

有り難きこと

知らぬ間に生まれ、知らぬ間に育った。知らぬ間に多くの世界を知った。
今夢中になって、鍼の道を歩む。
何がそうするのか、何がそうするのか。
有難いことだ。普通にはありえないことだから有難いのだ。
そっと手を合わす。
左手は自分、右手は大きい力。
左手はいつもさ迷うことばかり。右手はいつも大きく包む。
左手の逆らい。でも右手はいつもいつもこれを大きく包む。
有り難きこと。有り難きこと。

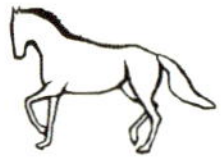

道

幸いなるもの

与えられしもの意識に昇る。大いなる使命を仰ぐ。
故に感謝を忘れない。
万物万象の生まれ、気の本来的個性化、これこそ生きる実在。
ためらうことなくまっすぐ進む。
多少の喧騒があろうとも、無形と有形の循環こそが生命《いのち》。
有り無しの現象にこだわらず、人の熱き情を忘れずに、
天地の理《ことわり》を知り、完全なる自由に触れる。
彼を自在に動かす。※

※提挈天地……『素問』上古天真論篇。

たまゆら

拡散は万物の発生。
個性化は無から有への爆発。
爆発には燻ぶる怠惰はない。
一瞬に燃え尽きる花火。
それは美しき輝き、生命の実体。
一瞬に燃え尽きる花火は無へ、循環の世界に入る。
だが、力強いバネは更なる有に返り咲く。

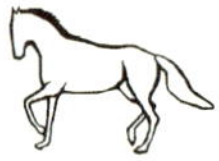

もとある己《おのれ》

もとある己。もと居た己。
覚えているか、生きるための方便。
非我との交わり、生きるための分別、生きるためのけじめ。
覚えているか。
混沌の感知は分別とけじめ無きを、あらゆる音と映像の元《もと》に触れしを。
そはもと概念にならざりしを、そはもと概念にならざりしを。
生きるための方便に生きてこそ、生きるための方便に生きてこそ。
もとある己。もと居た己。

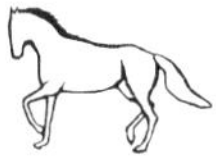

道

秋色《あきいろ》

赤く染まった葉っぱ。黄色く暖かい葉っぱ。
日の光がさす夕暮れ時がよい。
古よりある大和心の三夕は物悲しさ。※
だが、何故か落ち着く。
生、長、化、収、蔵の収はものの熟す時。心落ち着く思いしきり。満ち足りた思い。
己《おの》が道の至りを求める。己が道の至りを求める。
秋・収はるかなる道。秋・収はるかなる道。

※寂蓮、西行、定家らの三夕の和歌。定家の「見渡せば花も紅葉もなかりけり浦の苫屋の秋の夕暮れ」など。

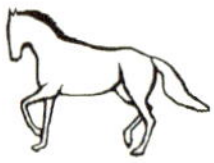

道

徒然なる鍼灸界

愚かしいことだ。己の所作についての余りにも考えのなきことを。

歴史と伝統を解すれば医学そのものを堕落する。愚か人を救う手立て無きを悲しむ。

鍼が声を震わせて泣く。鍼は数千年の歴史に筋を通してきた。

人々を限りなく癒してきた事実。愚か人は優れし世界を知らずして、この医学の何たるか知らずして、この世界の未熟児たちを指導する。

そして無知蒙昧の言動を発す。

今必要なのは何か。

やはりこの医学の素晴らしさを事実によって見せるしかない。

我は行かん、我は行かん。

一人崖っぷちに立とうとも、一人崖っぷちに立とうとも。

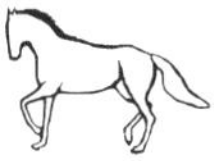

道

鍼をするって何だい

鍼をするって何だい。
人の病を癒すこと。人が気持ち好くなることと同じでない。人の病を癒すこと。
鍼をするって何だい。
古《いにしえ》の伝統ある教えに学ぶこと。『素問』、『霊枢』の御教え仰ぐこと。
鍼をするって何だい。
東アジアのすぐれし医療文化を学ぶこと。
大和に伝来してから千四百年、多くの民人《たみびと》を救ってきた。西洋医学とはまったく違う。
鍼をするって何だい。
医学そのものを意識すること。
西洋医学も Medicine だが鍼も Medicineだ。

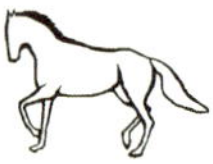

踊る阿呆に見る阿呆

阿波の徳島、阿波踊りの文言。

踊る阿呆に見る阿呆。同じ阿呆なら踊らにゃ損ソン。

踊る（実践する）鍼医者に、見る（傍観者）鍼医者。

踊る（実践する）鍼医者を、どれくらい、見る（傍観者）鍼医者が理解できるのか。

鍼がなんぼのもんか。鍼で病をどれくらい治せるか。鍼の凄い点は何か。鍼の人に対する優しさは何か。鍼の本当のおもしろさは何か。

真実臨床をやると、人々に対する恩恵は計り知れない。

鍼こそ医学の本流でありたい。

西洋医学が補佐をした場合、どのような医療となるか。

踊る（実践する）鍼医者は夢を見る。

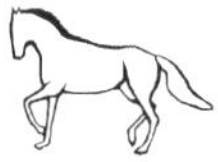

道

病める人を癒しにゆく

早朝夜の未だ明けぬ馬場。

綾なす樹木のシルエットの上は、青い帳に星連が大小強弱と輝く。静寂の中にひそやかな息づかいがある。馬は主人の騎乗を待ち受け、作業を予知していささかの興奮を示す。鞍つけを終えて乗馬すると、東の空、徐にスポットが投じられ明らむ。冷気が心ひきしめ精霊の気が体内に落ちつく。胸は軽やかになり、大きくしかもゆったりと呼吸ができる。身体の安定と充実感を覚える。

この折、暫し野鳥のさえずりが一斉に聞えてくるのだ。

馬は生を謡歌して弾むように運歩する。躍動は下半身を通じて全身に伝わり共鳴する。馬との「対話」がしばらく続き、やがてはじめの時と異った舞台にいることに気づく。茜雲が空天の一部を占め、馬場の真砂は陽光をあびて綺羅星の如く並ぶ。樹々はすでに元の豊かな色彩を帯びている。

馬の吐息は白い煙と転じて陰影を残しては消える。調馬者と馬の今しがた行った運動の是非とわりあいを問う。日溜りが背をおおい、体を温める。身はやわらかく、心は横溢して活気づく。馬からおりて褒美を与える。

さあ、これから病める人を癒しにゆくのだ。彼は私を待ち望んでいる。

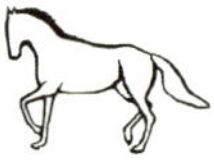

毎日、毎日鍼を持つ

毎日、毎日鍼を持つ。毎日、毎日病める人を診る。
いつも、いつもおかげんは、と聞く。いつも、いつもどう辛いの、と聞く。
まだ、まだ苦しいの。まだ、まだ治らないの。
きっと、きっと良くなるよ。きっと、きっと病気とオサラバさ。
笑顔が戻り、あり難い、笑顔が戻り、あり難い。

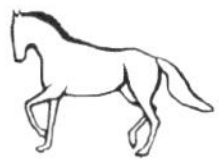

汗かき水かき狂いびと❶

汗かき水かき狂いびと、病める人々こぞりて来たる。
汗かき水かき狂いびと、汗かき水かき鍼をする。
汗かき水かき病いを見つめ、頭にはちまき汗をかく。
何とかせねばと書物をめくる。
何とかせねばと撫でまわす。
汗かき水かき狂いびと、汗かき水かき狂いびと。

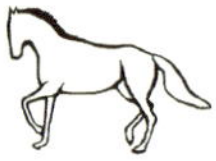

道

汗かき水かき狂いびと❷

汗かき水かき狂いびと、汗かき水かき狂いびと。
先祖の誇りを磨かんと、患いびとに寄り添いて、
いにしえ文に問い尋ね、真の理・ことわり求めます。
汗かき水かき狂いびと、古い医学のお宝を、今苦しめる人々に捧げよう。
汗かき水かき狂いびと、汗かき水かき狂いびと。

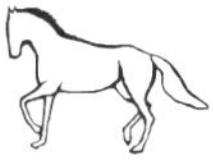

汗かき水かき狂いびと❸

汗かき水かき狂いびと、病める人々大いに救おう。
汗かき水かき狂いびと、行い、写し、しゃべります。
鍼持ち験し真を求め、汗かき水かき狂いびと、鍼の輝き示します。
いざ世に伝えんと。
汗かき水かき狂いびと、汗かき水かき狂いびと。

【著者紹介】

藤本傳四郎　蓮風

（ふじもと でんしろう　れんぷう）

昭和18年10月　300年以上続く歴代鍼灸医・漢方医の家の嫡子として生まれ、14代目を継承。

昭和37年3月　島根県市立出雲高校を経て、大阪府立登美丘高校を卒業。

昭和37年4月　関西鍼灸柔整専門学校入学。

昭和40年3月　同上校卒業とともに鍼灸師国家試験に合格。

昭和40年4月　卒後、大阪府堺市にて独立開業（21歳）。

昭和43年　大阪市立大学、医学部解剖学教室助教授藤原知博士に学問研究について薫陶を受けるとともに、東洋医学の研究会を同大学に設置、名付けて「大阪経絡学説研究会」の代表幹事となる。

昭和53年〜61年　開業するかたわら母校関西鍼灸柔整専門学校の講師となる。

昭和63年　日本馬術連盟会員、B級ライセンス取得。

平成5年　日本刺絡学会評議員となる。

平成7年　交詢社刊『日本紳士録』に掲載される。

平成10年　日本伝統鍼灸学会参与、評議員となる。

平成11年　森之宮医療学園特別講師。

平成17年　現在に至るまでの患者数、延べ65万以上。

平成19年　森之宮医療大学特別講師。

平成19年〜　北辰会と中国・広州中医薬大学との学術交流において、北辰会代表として平成19年、21年の2回訪中、同大学にて特別講義を行う。

主な著書に『鍼灸治療 上下・左右・前後の法則』、『藤本蓮風 経穴解説』、『臓腑経絡学』、『胃の気の脈診（改訂増補版）』、『鍼灸医学における実践から理論へパート1-4』、『弁釈鍼道秘訣集』、『東洋医学の宇宙』、『針灸舌診アトラス』（共著）などがある。

鍼狂人の独り言

2011年6月28日　第1刷発行

著　　者　藤本 蓮風
発 行 人　垣本 克則
発 行 所　株式会社 メディカルユーコン
〒606-8225 京都市左京区田中門前町87番地
電話 (075) 706-7336　Fax (075) 706-7344
Webサイト http://www.yukon.co.jp　e-mail info@yukon.co.jp

ISBN978-4-901767-26-2

表紙装丁／平井 佳世(creative works Scene inc.)　印刷・製本／亜細亜印刷株式会社
落丁本・乱丁本はお取替えいたします。

メディカルユーコン出版案内（Webショップ）http://www.yukon.co.jp/

たった１冊の本でもいい…それが読者の心に灯火をともすことができたなら

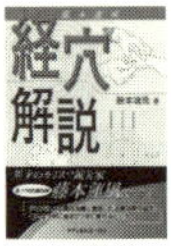

藤本蓮風 経穴解説 藤本蓮風 著

▶現代中医学を理論の中核にすえながら、現代の日本人に適するよう日本伝統鍼灸古流派の技術を踏まえ、独自に開発してきた北辰会方式の鍼灸治療。本書の内容は、そのベースにある常用経穴の位置・主治・流注応用・刺鍼法等、著者が口述と実技で行った独創性溢れる講義録を基に、多くの穴位図・手技図を織り交ぜて編集したものである。A5判・480頁、本体価格3,800円＋税

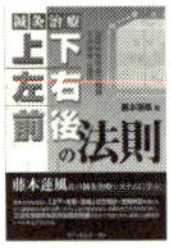

鍼灸治療 上下・左右・前後の法則 藤本蓮風 著

▶著者は、従来の弁証論治に加えて、人体を「上下・左右・前後」の三次元空間的な存在として捉え、そこにおける気の偏在を把握する手法を鍼灸治療に採り入れている。病の根源を知り、的確な配穴を定める上で、羅針盤的な役割を果たし極めて有用であるという。本書はその「空間的気の偏在理論」の基礎と臨床応用を説くものである。A5判・2色刷・328頁、本体価格3,800円＋税

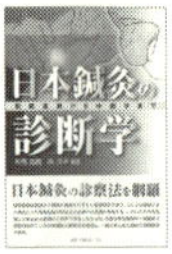

日本鍼灸の診断学－伝統流派から中医学まで 有馬義貴／森 洋平 編著

▶日本鍼灸には様々な流派が存在し、各々診察法に特徴がある。本書は学校教育や一般臨床で現在行われている日本鍼灸の診察法を整理し、一冊にまとめた初めての解説書である。内容の理解を助けるためのイラストを多数収載する。Ａ5判・412頁、本体価格3,200円＋税

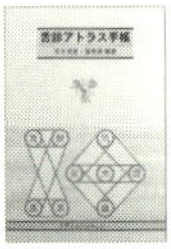

舌診アトラス手帳 松本克彦／寇華勝 共著

▶舌診の臨床的意義がよく分かる。寒熱、水、血の変化に伴う舌診所見の変化の流れを鮮明なカラー写真で図解、さらに各所見に弁証結果のみならず、その根拠となるポイント、参考方剤をも記す。Ａ5判・56頁、本体価格3,619円＋税

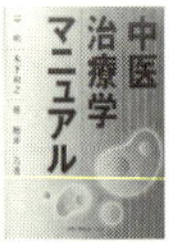

中医治療学マニュアル 高明、木下和之、林曉萍 共著

▶日常診療で高頻度にみられる39症候について、わが国で実践できる中医学の治療法（湯液、エキス剤、鍼灸など）を主に紹介し、併せて中国伝統の名方をも紹介する。直輸入の中医学ではなく日本実情を考慮しつつ多角的にまとめている。B5判・496頁、6,600円＋税

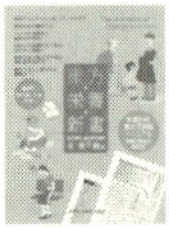

東方栄養新書－体質別の食生活実践マニュアル 梁晨千鶴 著

▶東洋医学の臨床体験から人間の体質を9タイプに分類した上で、日常の食材200品目をとり上げ、寒、熱、潤、燥など食材のもつ東洋医学的性質を定義し、個々の体質と食材との相性を核としつつも、現代栄養学・医学の知見も含め、食材の効能を多角的に紹介する。本書はまさに自分の体質に合った食生活を送るためのバイブルである。B5変形判・2色刷・440頁、2,000円＋税

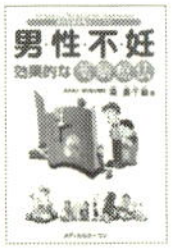

男性不妊 効果的な薬膳療法 梁晨千鶴 著

▶不妊症の原因の約40%は男性側にあると言われる。本書は性機能障害、睾丸造成機能障害を取り上げ、実行すれば確かな効果が期待できる薬膳レシピと養生法を東洋医学の体質別に紹介。Ａ5判・2色刷・344頁、本体価格2,200円＋税

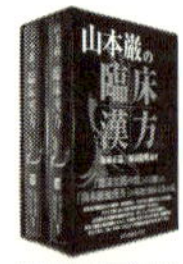

山本巌の臨床漢方 上下巻 坂東正造／福冨稔明 編著

▶山本巌門下の坂東正造、福冨稔明両氏が、山本巌流漢方を後世へ伝承していくために、その「学と術」の理解と実践に可能な限り役立つよう5年の歳月をかけ、自らの学識と臨床経験にも照らしながらまとめ上げた渾身の作である。A5判上製函入・上巻836頁／下巻904頁、本体価格20,000＋税

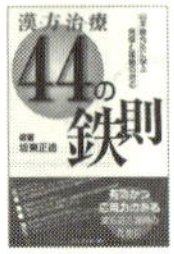

漢方治療44の鉄則－山本巌先生に学ぶ病態と薬物の対応 坂東正造 編著

▶漢方治療においては、病態と薬物・薬能の対応に精通することが、有効かつ的確な処方運用を可能にする。故・山本巌先生の漢方を継承する著者が、師の語録を随所に織り交ぜ、病態と薬物・薬能の対応44則を解説する。治療効果を高めるための書である。A5判・392頁、本体価格3,000＋税

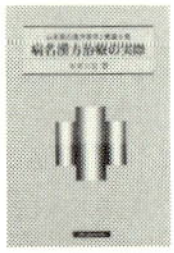

病名漢方治療の実際－山本巌の漢方医学と構造主義 坂東正造 著

▶卓越した漢方臨床医として異彩を放ち続けた故・山本巌先生。毎日全ての外来患者に、その場で漢方エキス剤や単味の生薬を試飲もらい、5分、15分でその効果を観察していたという。共に臨床に従事してきた著者が、その臨床の実際を本書で披瀝する。A5判・560頁、本体価格6,476＋税

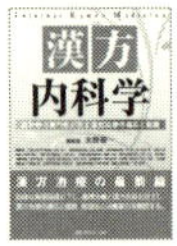

漢方内科学－各分野の専門医が示す漢方治療の適応と役割 編集主幹 水野修一

▶その道の専門医12名による分担執筆。現代内科学に基づく正確な病態認識のもとに、標準治療と漢方治療を対比し、漢方治療の適応と役割を明確にしつつ、病態別に漢方治療処方を示して解説する。臨床家が座右に置いて参照できる格好の治療書。A5判・2色刷・944頁、本体価格10,000＋税

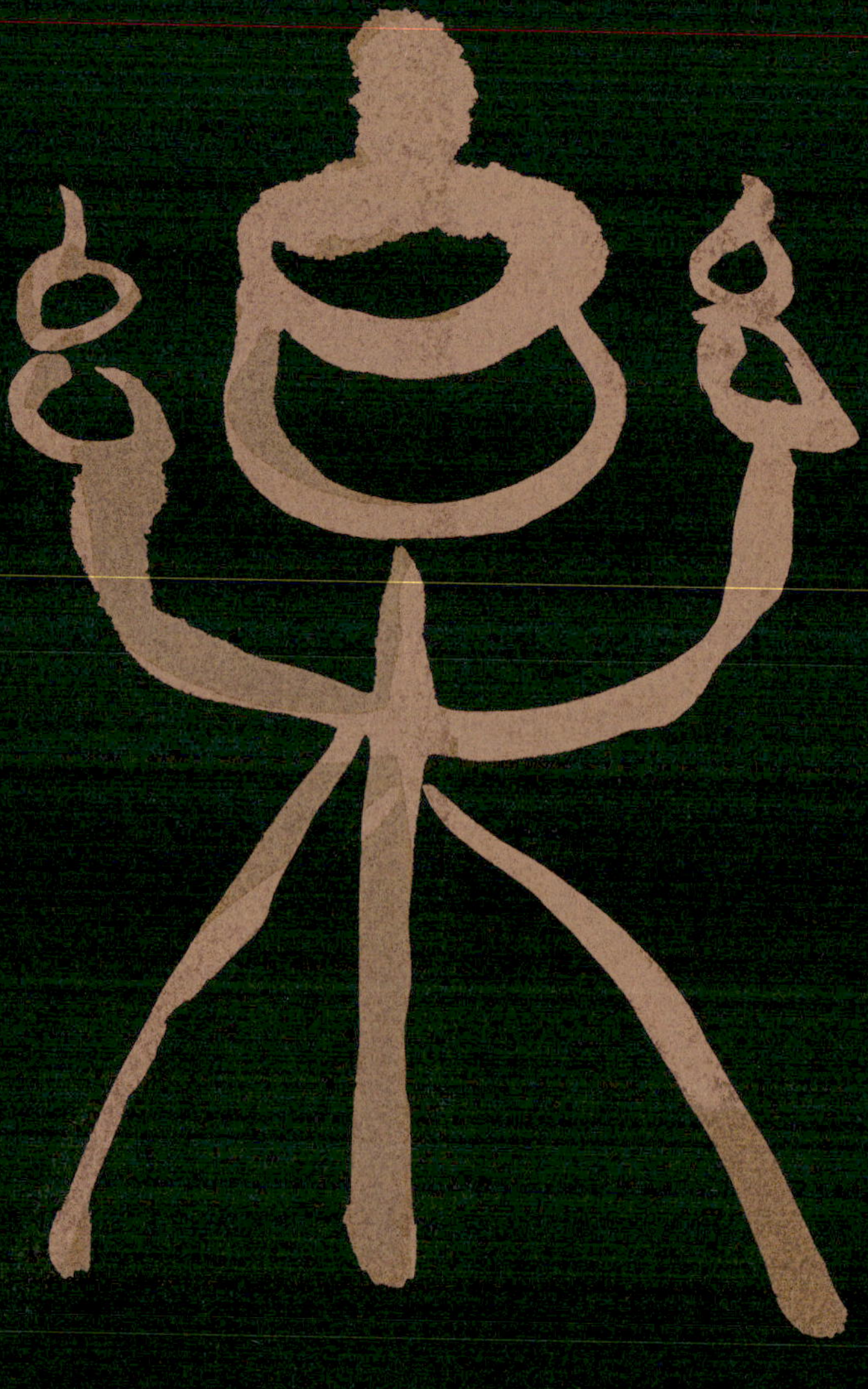

藤本蓮風 筆